Dr S. FLANDROIS

DE LA FACULTÉ DE PARIS

DES

ÉPANCHEMENTS PÉRI-ARTICULAIRES

DANS LES

TRAUMATISMES DU GENOU

PARIS

G. STEINHEIL, ÉDITEUR

2, RUE CASIMIR-DELAVIGNE, 2

1896

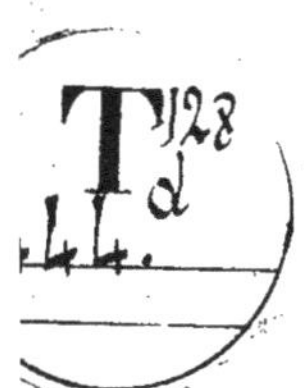

DES

ÉPANCHEMENTS PÉRI-ARTICULAIRES

DANS LES

TRAUMATISMES DU GENOU

IMPRIMERIE LEMALE ET Cie, HAVRE

DES
ÉPANCHEMENTS PÉRI-ARTICULAIRES

DANS LES

TRAUMATISMES DU GENOU

PAR

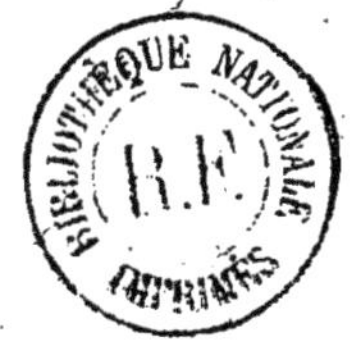

Le Docteur S. FLANDROIS
De la Faculté de Paris.

***

PARIS

G. STEINHEIL, ÉDITEUR

2, RUE CASIMIR-DELAVIGNE, 2

—

1896

A MON PÈRE, A MA MÈRE

Témoignage de piété filiale.

A MON ONCLE LE DOCTEUR DELORD

A MES PARENTS

A MES AMIS

A MES MAITRES DE LA FACULTÉ LIBRE DE LILLE

A MES MAITRES DANS LES HOPITAUX DE PARIS

A M. LE PROFESSEUR DIEULAFOY

Professeur à la Faculté de médecine de Paris.
Membre de l'Académie de médecine.
Médecin des Hôpitaux.

A MON EXCELLENT MAITRE ET PRÉSIDENT DE THÈSE

M. LE PROFESSEUR DUPLAY

Professeur à la Faculté de médecine de Paris.
Membre de l'Académie de médecine.
Chirurgien des Hôpitaux.

ÉPANCHEMENTS PÉRI-ARTICULAIRES

DANS LES

TRAUMATISMES DU GENOU

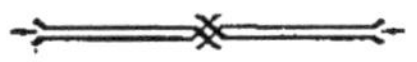

INTRODUCTION

Si l'on considère les travaux publiés à propos de la
contusion du genou, on est frappé par leur nombre,
bien que tous aient été inspirés en grande partie par la
même idée ; c'est que les épanchements traumatiques en
cette région sont extrêmement fréquents, qu'ils correspondent à des types cliniques qu'on rencontre à chaque
instant, et qu'ils ont une importance extrême, tant au
point de vue de l'état actuel, qu'au point de vue du bon
fonctionnement ultérieur du membre.

Ce qui a de beaucoup le plus frappé les auteurs, ce
sont les lésions de l'articulation elle-même, qui ont été
décrites en détail : fracture, entorse, contusion simple,
ont été l'objet de nombreux mémoires, et nous n'ose-
rions pas revenir une fois de plus sur une question si
souvent débattue, s'il ne nous avait semblé que de parti

pris les auteurs indiquent à peine les lésions péri-articulaires.

On nous objectera que l'œdème, les épanchements péri-articulaires, la périarthrite en général ont été maintes fois indiqués ; mais nous ferons remarquer que c'est toujours aux lésions de l'articulation elle-même qu'on rapporte tout, alors qu'il est cependant bien certain qu'il existe des cas d'épanchement extra-articulaire, survenu autour d'une articulation présentant peu ou pas de lésions.

On nous dira encore que les épanchements dans les bourses séreuses péri-articulaires, que les hygromas pré-rotuliens, pré-tibiaux et sous-tricipitaux ont été décrits et sont parfaitement connus ; nous le reconnaissons bien volontiers, et nous répondons qu'ils sortent du cadre que nous nous sommes tracé, et que nous allons indiquer.

Ayant eu l'occasion de voir récemment deux malades, porteurs d'épanchement situé sur les parties latérales du genou, en l'absence de tout épanchement intra-articulaire, nous avons recherché dans la littérature classique les cas semblables.

Ces cas sont nombreux, on les trouve publiés sous différents titres : entorses, hématomes juxta-articulaires, contusions du genou ; on les trouve même confondus avec d'autres affections : périarthrites, épanchements intra-articulaires.

Nous avons cru faire œuvre utile en appelant l'attention sur ces faits, en publiant un travail d'ensemble, dont nous n'avons trouvé dans nos recherches aucun antécédent véritable. Nous n'avons pas la prétention de faire du nouveau, mais seulement de *mettre en lumière un type clinique*, qui semble perdu au milieu des observations des auteurs classiques.

Voici le plan que nous nous proposons de suivre : après l'examen rapide des traumatismes, qui produisent les épanchements extra-articulaires, nous arriverons à l'étude des lésions elles-mêmes, de leur marche clinique, des moyens de diagnostiquer leur présence et de voir à quoi elles peuvent aboutir. Nous terminerons par un mot de traitement, nous efforçant toujours d'établir une séparation bien distincte entre les épanchements, qui se font en dedans et en dehors de la cavité de l'article.

Mais avant de commencer cette étude, qu'il nous soit permis d'acquitter une dette de reconnaissance en remerciant nos maîtres.

Les professeurs de la Faculté libre de Lille, MM. Duret, Eustache, Desplats, Guermonprez............ ont été nos premiers maîtres ; ils nous ont aidé à vaincre les difficultés du début et nous ont initié aux principes de l'anatomie et de la clinique au lit du malade ; nous sommes heureux de leur donner ce témoignage public de notre attachement.

M. Guermonprez, dont nous avons été l'interne à la Maison de secours pour les blessés de l'Industrie, nous a tout particulièrement montré un affectueux intérêt ; il nous a fait largement bénéficier de ses connaissances si étendues en chirurgie industrielle.

A notre arrivée à Paris, M. le professeur Dieulafoy a bien voulu nous admettre au nombre de ses élèves ; c'est à ses savantes leçons que nous devons une grande partie de nos connaissances médicales et de notre expérience clinique. Qu'il nous permette de lui adresser ici nos bien vifs remerciements.

A la clinique Baudelocque, dans le service de M. le professeur Pinard, nous avons étudié la science obstétricale.

MM. Marfan et Jules Simon ont été nos maîtres en pathologie et thérapeutique infantiles.

A M. Potherat, près de qui nous avons toujours trouvé si bienveillant accueil, nous sommes redevable de nos connaissances en gynécologie.

Pendant le temps que nous avons passé comme interne à l'hôpital de Bon-Secours, M. le Dr Tisné nous a enseigné les applications pratiques de la thérapeutique.

Nous ne saurions oublier notre excellent ami Pasteau, interne des hôpitaux, aide d'anatomie à la Faculté. Il nous a inspiré le sujet de ce travail, et nous a communiqué deux observations personnelles et inédites. Qu'il reçoive ici l'assurance de notre sincère amitié.

Enfin, nous tenons à dire toute notre gratitude à M. le professeur Duplay, et pour les savants enseignements, que nous avons recueillis dans son service à l'Hôtel-Dieu, et pour l'intérêt qu'il a bien voulu nous témoigner, en nous faisant le grand honneur d'accepter la présidence de notre thèse.

CHAPITRE PREMIER

Historique.

Nos recherches dans la littérature classique, et dans
de nombreuses publications françaises et étrangères, ne
nous ont fait découvrir aucune étude d'ensemble, aucune
description spéciale sur les épanchements extra-articulaires soit du genou, soit d'une autre articulation. En
revanche, nombreux sont les travaux sur les traumatismes du genou, et sur les épanchements traumatiques
de sérosité, de sang, d'huile dans le tissu cellulaire, travaux auxquels nous avons emprunté la plupart de nos
observations, et dans lesquels nous avons puisé pour
décrire notre type clinique; ce sont donc ceux-là que
nous devons passer en revue dans cet exposé historique.

Épanchements sanguins. — Les épanchements sanguins
ont été les premiers connus, et les anciens chirurgiens
ne décrivent que ceux-là, croyant sans doute tous les
épanchements formés par du sang. A. Paré (1), qui les
traite par la scarification, fait remarquer que l'enfonce-
ment qu'ils présentent au centre peut les faire prendre
pour des fractures. Borel et Léveillée recommandent

(1) A. Paré. Edition Malgaigne, vol. II, liv. X, p. 194.

d'écraser les dépôts formés par le sang, et de les comprimer pour en favoriser la résolution. Ravaton (1) dans sa *Pratique moderne de la chirurgie* dit que les collections sanguines sont dues à la rupture des vaisseaux. Pelletan (2) en donne une description complète dans ses *Cliniques chirurgicales*. Velpeau (3) leur a consacré une partie de son *Traité des contusions*; c'est ainsi que nous y lisons le fait suivant, qui nous concerne spécialement : « Un malade est resté neuf mois à l'hôpital Saint-Antoine pour une large hématocèle du genou, qu'on s'était borné à fendre ou plutôt à inciser en bas ; tout porte même à croire qu'il ne se fût point guéri si l'on ne s'était pas décidé à en découvrir toute la cavité. »

Après Pelletan et Velpeau les ouvrages sur les épanchements sanguins se font plus rares, ces auteurs en ayant fait une étude absolument complète. Citons cependant l'article de Bérard, Denonvilliers, Gosselin, dans le *Compendium de chirurgie* (4), et quelques thèses, celles de Thuillier en 1856 (5), de Jalabert en 1860 (6), de Besancèle en 1874 (7). Ce dernier auteur

(1) RAVATON. *Pratique moderne de la chirurgie.*

(2) PELETAN. Mémoire sur les épanchements du sang. *Clinique chirurgicale*, t. II, 1810.

(3) VELPEAU. *De la contusion dans tous les organes.* Thèse de concours, 1833.

(4) BÉRARD, DENONVILLIERS, GOSSELIN. — *Compendium de chirurgie*, t. I, 1845.

(5) THUILLIER. *Épanchements sanguins de causes traumatiques situés dans le tissu cellulaire.* Thèse de Paris, 1856.

(6) JALABERT. *Des épanchements sanguins dans le tissu cellulaire.* Thèse Paris, 1860.

(7) BESANCÈLE. *Épanchements sanguins anciens dans le tissu cellulaire sous-cutané.* Thèse de Paris, 1874.

s'attache à étudier l'évolution des épanchements sanguins, et montre que beaucoup d'entre eux ont une résolution très lente, et nécessitent l'intervention chirurgicale.

Épanchements de sérosité. — Pelletan (1) en 1810 est le premier qui ait vu que les épanchements traumatiques n'étaient pas tous de la même nature; il a publié des observations d'épanchement, où le liquide était de la sérosité. Avec Cloquet (2) l'épanchement traumatique de sérosité prend une place plus importante; cet auteur allait même jusqu'à admettre l'existence d'artères blanches donnant des hémorrhagies blanches. Mais il faut arriver à Velpeau pour trouver des notions exactes sur la question; dans son *Traité des contusions* et dans son beau travail sur les *Cavités closes*, nous trouvons la description d'épanchements traumatiques de sérosité; Velpeau connaît même le mécanisme de leur formation, il sait qu'ils résultent du froissement de la peau, que du décollement de la peau résulte une cavité, creusée dans le tissu cellulaire, cavité analogue aux autres cavités closes, séreuses et synoviales, et dans laquelle le liquide est exhalé.

Morel-Lavallée (3) a fait sienne, et à juste titre, la question des épanchements traumatiques de sérosité. Dans un mémoire remarquable, publié en 1853, il fixe

(1) PELLETAN. *Loc. cit.*
(2) CLOQUET. *Académie royale de médecine*, 1827.
(3) MOREL-LAVALLÉE. *Archives générales de médecine*. Épanchements traumatiques de sérosité. Paris, 1853.

leur symptomatologie précise, explique leur mécanisme, étudie avec soin le liquide épanché, et s'attache à reconnaître sa provenance. Ce liquide vient, d'après lui, des extrémités artérielles, veineuses et lymphatiques, qui, de par le traumatisme, laissent transsuder le sérum comme par expression.

Pour cet auteur, comme pour Velpeau, le liquide est donc primitivement séreux. Morel-Lavallée fut combattu à la Société de chirurgie par Voillemier et Giraldès, qui soutinrent, le premier que la sérosité provenait du sang coagulé, le second que le sang s'épanchait tout d'abord, et que les surfaces traumatiques fournissaient ensuite la lymphe plastique ou sérosité.

Broca (1), a repris d'ailleurs cette théorie : en disant que dès que le décollement avait produit une cavité dans le tissu cellulaire, c'était du sang et non de la sérosité qui s'épanchait ; le sang s'épanchait en grande ou en petite quantité ; dans tous les cas le sang jouait le rôle d'une épine, d'un corps étranger, qui provoquait la sécrétion ou l'exhalation de la sérosité.

En 1893, Morel-Lavallée (2) publie un second mémoire aussi important que le premier, dans lequel il montre qu'il existe des décollements sans épanchement; il y décrit des épanchements superficiels et profonds. Il fait observer surtout que la contusion peut être directe ou oblique : à la contusion directe appartient l'épanchement sanguin ; à la contusion oblique ou tangentielle,

(1) BROCA. *Traité des tumeurs.* Paris, 1869.
(2) MOREL-LAVALLÉE. *Archives générales de médecine*, t. Ier, 1863. Décollement traumatiques de la peau et des couches sous-jacentes.

l'épanchement de sérosité. Épanchement sanguin et épanchement de sérosité peuvent coexister, et il serait donc faux de dire que l'épanchement séreux est dérivé de l'épanchement sanguin.

En 1869-70, G. Peltier (1), interne des hôpitaux, publie un mémoire intitulé : *Étude sur les épanchements traumatiques de sérosité*. Dans cette étude, qui est certainement, après les deux mémoires de Morel-Lavallée, la monographie la plus complète, publiée sur la question (le travail contient vingt-deux observations), G. Peltier adopte absolument toutes les opinions de Morel-Lavallée ; il admet que l'épanchement séreux est primitif, et il donne quelques analyses soigneusement faites du liquide épanché.

Au mémoire de Peltier fait suite, en 1873, la thèse de Robert (2). La question paraît entrer dans une phase nouvelle, on remarque qu'il peut se faire des épanchements traumatiques de sérosité de nature inflammatoire ; M. Nicaise (3), en 1879, dans un important mémoire sur les épanchements séreux, écrit que « parmi les épanchements séreux inflammatoires du tissu cellulaire, on doit ranger une partie de ceux qui se produisent à la suite des décollements traumatiques de la peau, bien étudiés par Morel-Lavallée », et plus loin « que dans la majorité des cas, l'épanchement traumatique de sérosité est non

(1) PELTIER. Étude sur les épanchements traumatiques de sérosité. *Mouv. médical*, 1869 et 1870.

(2) ROBERT. *Des épanchements primitifs de sérosité par décollement traumatique de la peau et des couches sous-jacentes*. Thèse de Paris, 1873.

(3) NICAISE. *Revue mensuelle de médecine et de chirurgie*, 1879.

pas une hémorrhagie séreuse, mais un exsudat inflammatoire. »

Épanchements huileux. — Quant aux épanchements
huileux, Pelletan (1) avait déjà remarqué que quel-
ques-uns des épanchements qu'il avait observés,
avaient des reflets huileux. Morel-Lavallée (2), Peltier (3)
ont plus tard fait remarquer que dans la plupart des
épanchements traumatiques de sérosité existent des globules graisseux, parfois en très grande abondance. Mais
à Gosselin (4) revient l'honneur d'avoir publié la première
observation d'épanchement traumatique d'huile, et de
l'avoir bien décrite (obs. III). Depuis, Casteigneau (5),
dans sa thèse en a rapporté un certain nombre de cas
qu'il a empruntés à MM. Broca et Anger.

Traumatismes du genou. — Les travaux publiés sur les
traumatismes du genou sont si nombreux et remontent
si loin dans la littérature classique, que nous ne pouvons
songer ici à les analyser tout entiers. Nous nous conten-
terons de citer ceux qui ont le plus de rapport avec notre
étude et dont nous nous sommes inspiré.

a) ENTORSE. — Bonnet de Lyon (6) a, le premier, écrit
un article sur l'entorse du genou. Cet article contient
les belles expériences du chirurgien lyonnais dans les-

(1) PELLETAN. *Loc. cit.*

(2) MOREL-LAVALLÉE. *Loc. cit.*

(3) PELTIER. *Loc. cit.*

(4) GOSSELIN. Leçon clinique publiée dans l'*Union médicale*, septembre 1870.

(5) CASTEIGNEAU. *Épanchements huileux dans les lésions traumatiques*. Thèse de Paris, 1875.

(6) BONNET. *Traité des maladies des articulations*. Lyon, 1845.

quelles il a constaté les lésions suivantes des tissus environnant l'articulation : « Le tissu cellulaire est déchiré,
la peau se décolle ; quelques vaisseaux musculaires se
séparent des os qui restent dénudés : les vaisseaux de
petit calibre ne peuvent résister, et sont déchirés en
même temps que les parties qu'ils traversent ; ces alté-
rations peuvent s'observer aussi du côté opposé à la
déchirure ». Après Bonnet Hennart (1) en 1874, et
Noulis (2) en 1875, dans leurs thèses inaugurales, ont
repris ces travaux, et Noulis rapporte, outre deux autopsies très intéressantes, ses expériences sur les chiens de
Clamart. Dans ces deux thèses, nous avons trouvé des
observations de déchirures de ligament avec hématome
consécutif.

M. Panas (3) écrit, d'autre part, dans le *Dictionnaire
de médecine et de chirurgie pratique*, « les mouvements
forcés des articulations, peuvent être cause de diverses
léisons anatomiques, telles que distension et ruptures
des ligaments, épanchements sanguins articulaires ou
sous-cutanés.

En 1879, dans le *Progrès médical*, M. Segond (4)
reprend la question et fait une étude complète de l'entorse
du genou et des lésions anatomiques qui s'y rattachent.
Après lui, nous avons encore trouvé les thèses de Le-

(1) HENNART. *De l'entorse du genou.* Thèse de Paris, 1874.
(2) NOULIS. *Entorse du genou.* Th. Paris, 1875.
(3) PANAS. *Dictionnaire de médecine pratique*, art. Genou, 1874.
(4) SEGOND. Recherches cliniqnes et expérimentales sur les épanchements sanguins du genou par entorse. *Progrès médical,* 1879.

moine en 1880 (1), et Jagu en 1885 (2), thèses auxquelles nous avons emprunté quelques observations.

b) Péri-arthrite. — La péri-arthrite est une affection qui touche de bien près à notre sujet. Avant que M. le professeur Duplay (3), en 1872, ne l'eût nettement définie et bien différenciée, en décrivant sous le nom de péri-arthrite de l'épaule, l'inflammation de la bourse séreuse sous-acromiale, ce terme était attribué indistinctement à toute affection au pourtour d'une articulation. Un peu plus tard, Gosselin (4) décrivait sous le même nom « l'inflammation *extra*-articulaire qui, pour le genou, occupe le surtout ligamenteux et la bourse prérotulienne ». La voie tracée par ces deux maîtres fut suivie et nous voyons successivement Bouquerot (5) en 1873, Fatome (6) en 1878 traiter le même sujet dans leur thèse inaugurale.

c) Abcès hématiques. — Les abcès hématiques péri-articulaires, encore appelés abcès traumatiques et suite de contusion, ont été également étudiés, pour l'ensemble des articulations dans plusieurs thèses ; nous en avons emprunté plusieurs observations à celles de Couvreur (7) en 1861, Anne (8) en 1863.

(1) Lemoine. *Entorse du genou.* Thèse de Paris, 1880.
(2) Jagu. *Entorse du genou.* Th. Paris, 1885.
(3) Duplay. *Archives de médecine*, 1872.
(4) Gosselin. Lettre à M. Duplay. In *Arch. générales de médecine*, 1873.
(5) Bouquerot. *De la péri-arthrite du genou.* Thèse de Paris, 1873.
(6) Fatome. *Contribution à l'étude des péri-arthrites du genou.* Thèse de Paris, 1888.
(7) Couvreur. *Des abcès hématiques.* Thèse de Paris, 1861,
(8) Anne. *Des abcès péri-articulaires*, id., 1863.

d) Par ailleurs ceux qui se sont occupés de traumatismes du genou n'ont décrit que l'hydarthrose, l'hémarthrose, les hygromas prérotulien, prétibial, sous-tricipital, suite de contusion.

Nous voyons donc que jusqu'ici l'épanchement périarticulaire considéré comme le cas type a été mal différencié des autres lésions, et l'on comprendra qu'il nous a fallu, pour en rapporter des exemples, aller les chercher sous les titres des publications les plus diverses.

CHAPITRE II

Étiologie, anatomie pathologique.

Les épanchements péri-articulaires sont très fréquents dans la région du genou. Cela tient à de nombreuses causes que nous diviserons, pour la clarté du texte, en deux classes principales.

1° Causes prédisposantes.

L'*âge* doit tout d'abord être cité ; si les contusions sont nombreuses dans le jeune âge, les épanchements sont très peu fréquents ; cela tient évidemment en grande partie à la rapidité de l'absorption des tissus nouvellement formés ; mais nous ne voulons pas nous étendre sur ce sujet ; nous ne ferions que répéter des choses qui ne l'ont déjà été que trop souvent.

Le *sexe* n'aurait pas ici grande importance, si, à cause même de leur profession, les hommes n'étaient pas plus sujets aux traumatismes de toute sorte, aux traumatismes violents, que nous aurons à signaler bientôt, comme cause des lésions qui nous occupent.

Enfin il faut citer encore ici les *lésions antérieures*, portant sur le membre atteint ou sur le membre du côté opposé. Toute entorse, toute fracture ancienne amène à sa suite des troubles fonctionnels plus ou moins graves, qui « ont une réelle influence sur la production des faux pas et des mouvements forcés, qui en résultent, conduisant à l'entorse, non seulement en imposant des changements de direction aux différents segments d'un membre, mais encore et plus souvent peut-être, en diminuant l'étendue d'un mouvement, qu'ils sont appelés à augmenter » (1).

2° **Causes déterminantes.**

Les causes qui, à leur suite, entraînent directement les épanchements péri-articulaires, sont de deux sortes : tantôt il s'agit d'une contusion directe, agissant sur le pourtour de l'articulation ; tantôt il s'agit d'une contusion indirecte résultant d'un effort ou de chute sur les membres inférieurs, sans que le genou soit atteint lui-même.

Les contusions *directes* sont le plus souvent occasionnées par des chocs ou des traumatismes plus ou moins violents, des coups de pied, le passage d'une roue de voiture, une compression violente.

Les contusions *indirectes* résultent de chute à l'improviste sur les pieds, le membre étant en extension ; elles s'accompagnent alors d'un certain degré d'*entorse*, comme l'a fait remarquer Spillmann. Or, l'entorse peut s'accompagner d'un épanchement de sang, par suite de la déchirure ou de la rupture des fibres ligamenteuses, ou du tissu cellulaire voisin.

(1) NÉLATON. *Traité de chirurgie Duplay et Reclus*, t. III, 1891.

On voit donc, en somme, qu'il n'y a rien ici de particulier à noter ; aussi n'insisterons-nous pas longtemps,
et passerons-nous immédiatement à l'étude des lésions
produites par ces différentes causes.

D'une façon générale, il faut considérer dans tout
épanchement non seulement l'épanchement lui-même,
mais encore le lieu où il se produit, et les limites qui lui
sont assignées ; en d'autres termes, il faut voir si l'épanchement est nettement localisé comme cavité close, ou
s'il est diffus.

Les limites de l'épanchement, c'est-à-dire la formation
des parois de la cavité qui le contient, sont variables
suivant la nature de cet épanchement. Nous allons donc
étudier le liquide épanché, et, chemin faisant, nous
décrirons la formation de la poche où se fait l'épanchement.

A. — **L'épanchement est du sang.** — Les observations
dans lesquelles on trouve noté un épanchement extra-
articulaire hématique, sont nombreuses. Dans le cours
de nos recherches bibliographiques, nous en avons
trouvé un nombre assez considérable ; et, si nous ne les
rapportons pas toutes à la fin de notre travail, c'est pour
ne pas l'allonger outre mesure. Nous en citons d'ailleurs
quinze observations, qui sont les plus typiques de celles
que nous avons lues ; c'est sur ces observations que nous
avons surtout basé notre étude anatomo-pathologique.

Le liquide hématique épanché est d'ailleurs variable
dans sa constitution même, suivant le moment où on le
considère. Immédiatement après le traumatisme, on

trouve du sang pur, liquide. Plus tard, comme nous le verrons plus loin, ce sang se coagule et se prend en caillots qui le laissent séparé en deux portions bien distinctes : une portion rouge, flasque, crépitante sous le doigt, le *cruor*, et une portion incolore, ou très légèrement colorée en jaune, qui est formée par le *sérum sanguin*. Plus tard, deux cas peuvent se rencontrer, suivant que le sérum ou que le caillot disparaît. Si le caillot disparaît, on pourra croire qu'on se trouve en présence d'un épanchement séreux primitif ; nous allons revenir sur ce cas. Si c'est le sérum qui se résorbe, l'épanchement liquide primitif est transformé en une masse compacte, rouge, caractéristique.

Comment se forme cet épanchement sanguin ? Quel est son point de départ ? Quelles sont ses limites ?

Pour répondre à ces différentes questions, il n'est besoin que de quelques mots : L'épanchement sanguin est dû à la rupture des petits vaisseaux du tissu cellulaire sous-cutané, plus rarement à la lésion de rameaux vasculaires, plus considérables, qui rampent sur les faces latérales de l'articulation. Quoi qu'il en soit, c'est le tissu cellulaire déchiré qui permet la formation de l'épanchement, par suite de la distension par le sang de ses aréoles agrandies.

Les parois n'existent donc pas primitivement et ne se forment que par l'accumulation successive de couches fibrineuses concentriques et superposées, dont l'ensemble devra constituer plus tard une véritable membrane d'enveloppe à l'épanchement. On comprend donc que cet épanchement puisse se trouver, soit dans le tissu cellulaire sous-cutané, soit sous les lames fibreuses superficielles et directement appliquées contre l'os, de même qu'on peut comprendre facilement son étendue plus ou moins considérable.

Pourquoi le sang ne s'épanche-t-il pas en dedans de l'articulation ? Deux autopsies et les expériences, faites sur les animaux par Noulis (1), démontrent que cela tient uniquement à l'absence ou à la présence d'une déchirure de la synoviale. Citons d'abord les autopsies :

I. — Une femme de 24 ans, Belge, morte dans le service de M. Tillaux, à l'hôpital Lariboisière, d'une fracture du bassin, produite depuis deux semaines environ, à la suite d'une chute du deuxième étage. Son genou gauche présentait deux ecchymoses, une en dedans, l'autre en dehors plus large. L'examen physique démontre que le ligament latéral externe est déchiré. A la dissection, on observe un *épanchement de sang dans les interstices musculaires*, l'insertion inférieure du ligament latéral externe est arrachée avec quelques parcelles osseuses. L'articulation est absolument intacte.

II. — Jeune homme, maçon, 18 ans, chute d'un plafond le 23 février, mort d'accidents internes inconnus, le 15 mars. A l'autopsie, le tissu cellulaire et les muscles présentent une infiltration sanguine, qui s'étend à la partie inférieure de la cuisse, et au tiers supérieur de la jambe. La capsule articulaire est intacte et contient un peu de sérosité. Les ligaments rotuliens latéraux postérieurs et semi-lunaires sont sains. Les ligaments croisés sont infiltrés de sang, le ligament croisé antérieur présente des éraillures sur ses parties latérales. Les os et les cartilages articulaires ne présentent aucune altération.

Voici maintenant les expériences :

1° *Expérience* faite sur un lapin. Mouvements forcés de

(1) Noulis. *Loco citato.*

l'articulation. A l'autopsie, pratiquée tout de suite, on trouva le plateau tibial arraché, et le ligament latéral externe déchiré.

L'articulation était pleine de sang, qui communiquait avec *le sang épanché autour de l'articulation.*

2° La *deuxième expérience* fut faite sur le genou gauche d'un chien de Clamart. A l'autopsie, faite huit jours après, on trouva des ecchymoses péri-articulaires. La synoviale était distendue et à la coupe on trouva des caillots adhérents mélangés à une certaine quantité de liquide citrin. *Le ligament latéral interne était déchiré en son milieu et les points dissociés étaient réunis par du sang coagulé.*

3° et 4° Une *troisième et une quatrième* furent faites sur un chien, mais avec des mouvements moins forcés que dans les autres expériences. A l'autopsie, faite trois jours après pour le membre gauche, dix jours après pour le membre droit, on trouva dans le genou gauche, une petite quantité de synovie sanguinolente. Tout autour des deux articulations il y avait des ecchymoses.

De tout cela il résulte que dans l'entorse, les ligaments peuvent être déchirés ou rompus sans que le sang pénètre dans la cavité articulaire, à la condition qu'il n'y ait pas de déchirure de la synoviale ; il en est évidemment de même pour la contusion directe, il ne peut y avoir d'exception que pour les fractures. Un arrachement osseux par un ligament, arrachement bien localisé, siégeant en dehors de la synoviale, donnera lieu à un épanchement extra-articulaire ; mais il est bien évident que la moindre fêlure, correspondant à une partie intra-synoviale de l'os, donnera naissance à une hémarthrose.

B. — **L'épanchement est séreux.** — A la place d'un liquide hématique, on peut rencontrer un liquide clair ;

ce liquide est rarement absolument incolore ; il est plus ordinairement de couleur jaune paille, orange, rosé parfois. Dans d'autres circonstances il est plus rouge, prend la teinte gelée de groseille ; il est alors difficile de dire s'il contient ou non des hématies. C'est que, à côté des cas types, entre les épanchements hématiques et les épanchements séreux proprement dits, il faut placer les épanchements mixtes, qui tiendraient à la fois à l'une et à l'autre classe.

La formation de l'épanchement de sérosité fait d'ailleurs bien comprendre pourquoi on trouve souvent ces épanchements rosés. Nous avons vu que lorsqu'il se forme un épanchement sanguin, c'est le sang en quelque sorte qui forme la poche qui l'entoure. Ici c'est le contraire : à la suite d'un traumatisme d'un genre spécial, le tissu cellulaire est déchiré et il se forme une cavité à l'intérieur de laquelle par extravasation s'épanche une sérosité pure ou jaunâtre ; jamais on n'y trouve de caillots ; ce qui prouve bien que primitivement ce n'était pas du sang ; d'autre part, souvent la poche ne se remplit pas complètement, et c'est alors qu'elle donne l'aspect d'un tremblotement caractéristique. On comprend donc qu'en même temps que ce décollement primitif du tissu conjonctif forme une poche, il peut se produire des ruptures vasculaires, laissant épancher quelques héma-ties, qui coloreront la sérosité, qui remplira la poche.

Il faut, avons-nous dit, pour que ces épanchements de sérosité se produisent, un traumatisme qui présente des caractères particuliers : en effet, supposons un coup porté normalement sur la face interne de l'extrémité supérieure du tibia, il se produit une contusion ordinaire, un épanchement sanguin, une ecchymose. Supposons au contraire, un coup porté très obliquement sur la peau de la même région, mobilisant fortement cette peau, il se produit un épanchement de sérosité. Pourquoi? Parce que, sans qu'il y ait contusion grave, capable de déchirer des vaisseaux, même de minime importance, les liens celluleux de la face profonde de la peau ont été déchirés et ont ouvert les voies de circulation lymphatique.

Le liquide se composera donc d'une sérosité, semblable au sérum du sang, dans laquelle nageront des globules graisseux plus ou moins nombreux, avec quelques rares globules du sang décolorés, et des globules blancs.

Il est à noter qu'on y trouve qeulquefois en outre une matière colorante sous forme de granulations fines.

C. — **L'épanchement est huileux.** — Dans les mêmes conditions de formation, aux mêmes places, et ayant la même étendue que les épanchements de sérosité, on rencontre quelquefois, quoique très rarement (nous n'en citons que deux observations) (observations XVI et XXI), des épanchements huileux d'aspect très particulier, et dont la composition d'ailleurs varie fort peu d'un épanchement de sérosité ordinaire. La seule différence est qu'on trouve en plus dans le sérum des globules graisseux extrêmement abondants. Nous insisterons peu d'ailleurs, nous contentant de donner les deux opinions qui ont été émises à ce sujet : celle de Broca, qui nous paraît la plus vraisemblable, et celle de Gosselin (1).

(1) GOSSELIN. *Union médicale*, 1er septembre 1870, p. 363.

Ce dernier auteur avait pensé au passage des matières grasses contenues dans le sang à travers les parois des capillaires ; ce qui nous semble peu facile à comprendre.

Broca (1) incriminait seulement, et à juste titre croyons-nous, l'écrasement du tissu cellulaire, la rupture des vésicules adipeuses qu'on y rencontre, et le mélange de ces vésicules adipeuses avec le liquide de l'épanchement.

D. — **L'épanchement est du pus.** — Il n'existe pas d'épanchement de pus primitif, succédant à une contusion. Les auteurs, qui décrivent semblables lésions, sont surtout ceux qui en ont publié les observations avant l'époque de l'antisepsie.

Il est bien évident qu'un foyer sanguin peut s'enflammer à diverses périodes, soit quelques jours après sa formation, soit à une époque bien plus avancée. Il en est de même d'ailleurs, quoique avec moins de facilité, pour un épanchement séreux. On devra donc veiller à l'éloignement ou au traitement de toute cause d'infection, soit locale, soit générale.

Nous n'insistons pas sur les caractères du pus, sur son mode de formation et sur les complications ultérieures qu'il peut amener par sa propre présence.

(1) Broca. Opinion citée dans la thèse de Casteigneau, 1875.

CHAPITRE III

Symptômes.

L'affection débute souvent d'une façon brusque par une douleur vive, que le malade a souvent assez de peine à localiser, il souffre au niveau de son articulation. La station debout est pénible, la marche impossible, les mouvements très douloureux, la gêne fonctionnelle très marquée, et le gonflement ne tarde pas à apparaître. C'est là de beaucoup le cas le plus fréquent; mais il est à remarquer que chez les ouvriers peu sensibles et habitués à une existence laborieuse, ces symptômes revêtent dès l'abord un caractère moins aigu; et le malade arrive à pied à l'hôpital, accusant une tuméfaction du genou accompagnée d'une gêne fonctionnelle plus ou moins grande.

Dans d'autres circonstances, le début paraît plus lent; les symptômes s'établissent moins rapidement, parfois même on a de la difficulté à retrouver la trace du traumatisme causal; ce sont là les cas qu'on a décrits comme s'étant établis sans cause bien déterminée, bien que la cause n'en ait pas moins existé, et n'ait été la même que dans les cas précédents (obs. XXIII).

A la période d'état, nous allons examiner d'abord le type clinique ordinaire, celui que l'on rencontre le plus fréquemment, alors que des complications d'ordre local ou général n'ont pas altéré encore l'ensemble symptômatique.

A la simple inspection du genou, on trouve qu'il existe *du gonflement* plus ou moins limité, et sur lequel nous voulons donner quelques détails.

Il est de règle, au début du moins, que le pourtour de l'articulation, soit tuméfié en tous ses points ; la peau est lisse, tendue, luisante, les méplats sont effacés, et les saillies normales ont disparu.

Cet état dure de quelques heures à plusieurs jours, suivant que le blessé se repose ou non. S'il ne marche pas, ce gonflement primitif qui existe toujours, ou du moins que nous avons vu signalé dans presque toutes les observations, et que nous avons constaté par nous-mêmes chez nos 2 malades (obs. I et II), ce gonflement disparaît rapidement, pour faire place à un gonflement plus limité et plus caractéristique, dont le siège, la forme et l'étendue vont avoir une importance capitale pour le diagnostic des lésions causales.

A la face interne du genou, cet épanchement siège le plus souvent au-dessous du niveau de l'interligne articulaire, qu'il atteint à peine par son extrémité supérieure. Il répond à la face interne de la tubérosité interne du tibia, sur laquelle il descend plus ou moins bas ; il se prolonge en avant jusqu'au niveau de la tubérosité antérieure, et s'arrête en arrière à la saillie du muscle jumeau interne (obs. I, IX, XIX, XXI, XXV). S'il est très marqué, il remonte un peu plus haut cependant, et peut arriver jusqu'au bord interne de la rotule (obs. XXII).

Dans d'autres observations, on trouve cet épanchement en regard et au-dessus de l'articulation, s'étendant par conséquent sur la face interne et la partie postérieure du fémur (obs. XVIII, XX). C'est dans ces cas qu'on voit la rotule refoulée en dehors et comme luxée hors de sa place habituelle.

Si l'épanchement siège à la face externe du genou, il peut là aussi se rencontrer soit au-dessus, soit au-dessous, soit au niveau de l'interligne articulaire (obs. II, V, XV, XVI).

S'il siège au-dessus, c'est le cas le plus rare, il s'étend à l'interligne ; il prend dans ces cas une forme spéciale peu étendue en largeur ; il se prolonge de haut en bas, ayant ainsi l'aspect d'un cordon, qui se termine à sa partie inférieure, au niveau de la tête du péroné. L'épanchement alors, nous l'avons vu, siège le plus ordinairement en avant du ligament latéral externe, et s'étend jusque sur le biceps. On comprend comment, bien que cet épanchement soit très peu abondant, il détermine des troubles très marqués dans la flexion du genou, alors que le muscle biceps est tendu.

Mais ici, comme du côté interne, le type ordinaire est réalisé par l'épanchement, situé au-dessous de l'articulation, et répondant par sa face profonde à la partie antérieure de l'extrémité supérieure du péroné, au tubercule de Gerdy et à l'aponévrose très résistante qui recouvre à ce niveau les muscles des régions antérieure et externe de la jambe. Cet épanchement peut descendre très bas, et, dans une de nos observations personnelles (obs. II), nous l'avons vu se prolonger sur une longueur de quatre bons travers de doigt.

Il est rare qu'on rencontre à la fois un épanchement siégeant à la face externe et à la face interne de l'extrémité supérieure de la jambe, et correspondant aux deux types cliniques que nous venons de décrire. Cela existe néanmoins, comme nous en trouvons un exemple (dans l'obs. XXVI), et il est à remarquer que ces deux collections ne communiquaient pas l'une avec l'autre. Si cette communication existait, elle ne pourrait se faire que par l'intermédiaire de l'articulation ; il y aurait à la fois épanchement intra et extra articulaire ; nous aurons l'occasion de revenir sur ce point au chapitre des complications.

Par contre, quand on a affaire à des épanchements à type supérieur, c'est-à-dire à ceux qui siègent sur les parties latérales de l'extrémité inférieure du fémur, on peut voir une communication se produire entre les deux collections ; la forme de la tuméfaction est alors celle d'un croissant à convexité supérieure et à concavité inférieure engaînant l'extrémité supérieure de la rotule. On peut se renvoyer le liquide de la poche interne à la poche externe et vice versâ, sans que pour cela, il existe une perforation de la synoviale articulaire (obs. V).

Tels sont les cas types ; mais nous devons ajouter que parfois, surtout quand le traumatisme est violent, tout le pourtour de l'articulation peut être envahi, l'épanchement être généralisé à toute la région (obs. III, VIII, XII).

A la seule inspectionn du membre, on peut constater, au moins dans les premiers jours, de la rougeur ; il s'agit d'une teinte rosée diffuse, mal limitée, qui disparaît bientôt, et qu'il est bon dès maintenant de différencier de la teinte phlegmoneuse, qu'on pourra rencontrer plus tard, si la collection, pour une cause quelconque, est infectée et commence à suppurer.

Nous ferons remarquer également que les symptômes que nous venons de décrire sont moins nets aussitôt après l'accident, et ne s'établissent définitivement avec l'aspect précis que nous leur avons décrit qu'après un certain temps de repos.

L'attitude du membre est également caractéristique de la période d'état, et sera un utile adjuvant pour éclaircir le diagnostic avec les épanchements intra-articulaires. Ici le membre est dans la rectitude et la position de repos est l'extension ; on sait d'autre part que dans les épanchements intra-articulaires la position de repos est la demi-flexion du genou, qui correspond au maximum d'agrandissement de la cavité articulaire, comme l'ont établi les expériences de Segond, sur lesquelles nous reviendrons d'ailleurs plus loin au moment du diagnostic.

Si on applique la main sur le genou pour comparer l'état de la température locale avec celui du côté opposé, on trouve ici peu de différence, nouvel élément de diagnostic avec les lésions précédentes, quoique moins important que celui que nous venons d'indiquer.

Si la main ne perçoit pas une grande différence de température locale, elle permet par contre de noter le degré d'empâtement, d'œdème surajouté, et il est toujours facile pour une main un peu exercée de percevoir la différence qui existe entre les caractères de cet

empâtement et ceux de la collection plus ou moins fluctuante qui est située au-dessous.

L'étude de cette fluctuation présente un intérêt tout
particulier : c'est que, avec les différents cas, les sensa-
tions varient totalement. Outre les difficultés de la per-
ception de cette fluctuation au début, il faut noter plus
tard les difficultés tenant à d'autres causes : ainsi nous
avons vu au chapitre d'anatomie pathologique, que
l'épanchement pouvait être séreux, huileux, sanguinolent,
hématique.

S'il est séreux ou sanguinolent, la fluctuation existera
toujours ; mais s'il est hématique, après avoir existé
quelque temps, il disparaîtra et fera place à une dureté
particulière qui est celle des caillots sanguins. Ces caillots pourront s'écraser; on aura alors un petit point
plus ramolli, au niveau duquel il sera impossible désormais de constater la crépitation spéciale caractéristique,
qu'on aura trouvé au premier examen.

Puisque nous parlons de la fluctuation, rappelons ce
que nous avons déjà dit : que, dans les épanchements
supérieurs et doubles, la fluctuation se transmet d'une
poche à l'autre.

Si l'on recherche, et on doit toujours le faire, la présence d'un épanchement dans la cavité articulaire, on
ne trouvera pas d'ordinaire, et nous insistons sur ce
point, *on ne trouvera pas*, disons-nous, le *phénomène
connu sous le nom de choc rotulien*; une main aura beau
chercher à ramasser sous la rotule le liquide qui semble
épanché autour d'elle, cette rotule ne s'élèvera pas au-
dessus du plan de la trochlée fémorale et ne pourra pas

donner lieu au choc rotulien. C'est là au moins le cas type ; nous verrons plus tard avec les complications, qu'on pourra rencontrer ce symptôme ; mais alors il ne s'agira plus d'un épanchement péri-articulaire, mais d'une hydarthrose, d'un épanchement intra-articulaire, compliqué de péri-arthrite.

Les signes fonctionnels changent un peu leur caractère de la période du début. La douleur, nulle au repos, le malade étant couché, la jambe étendue, se réveille dans les mouvements spontanés, c'est-à-dire dans les contractions musculaires. Si les mouvements sont provoqués doucement, la douleur n'existe pas, les mouvements de l'articulation sont faciles, la flexion peut être amenée dans les cas ordinaires jusqu'à l'angle droit. Mais si la douceur la plus grande ne préside pas à l'exploration, la douleur est vive, elle part de l'articulation, s'étend dans la jambe et jusqu'au pied, remonte dans la cuisse ; sa violence est extrême, et arrache des cris au malade.

Il s'en suit que l'impotence fonctionnelle est bien marquée ; la station debout est très pénible, la marche impossible ; le malade, qui est plus souvent un ouvrier ne peut se livrer à aucun travail, et la lésion quoique légère, le condamne au repos le plus absolu.

Quant aux symptômes généraux, ils pourraient presque être passés sous silence. La fièvre existe cependant dans la plupart des cas, ou plutôt il y a une élévation très nette de la température. Ces élévations de température sont plus marquées dans les épanchements sanguins, et peuvent tenir à des causes multiples. Nous ne parlons pas naturellement de la fièvre qui s'établit en cas de complication suppurative.

D'ailleurs Maunoury (1) a déjà, depuis 1887, dans une thèse, inspirée par Verneuil, cherché les causes de cette fièvre épitraumatique, qui peut survenir aussi bien dans les fractures simples que dans les épanchements hématiques ou quelconques.

On peut admettre avec A. Broca (2) que cette fièvre aseptique « est une fièvre de résorption, que les substances résorbées sont des produits de décomposition des éléments anatomiques mortifiés, ou des produits de sécrétion de ces mêmes éléments anatomiques, déviés dans leurs actes physiologiques ». Pour nous, nous ne retiendrons que ce fait, c'est qu'il existe sans suppuration des élévations de température, dans les cas qui nous occupent.

Les autres symptômes généraux n'existent ordinairement pas : troubles gastriques, intestinaux, urinaires, sont absents ; nous ne noterons que des troubles pulmonaires qui peuvent arriver chez un sujet âgé, condamné à un repos au lit ; mais nous y reviendrons plus loin, en attachant à ces symptômes surajoutés l'importance qu'ils méritent.

(1) MAUNOURY. *Étude clinique sur la fièvre primitive des blessés*, Th. Paris, 1887.

(2) BROCA. La fièvre aseptique, consécutive à certaines lésions traumatiques. *Gaz. hebd. méd. et chir.*, 9 mars 1895.

Cf. FAMECHON. *Contribution à l'étude de la courbe thermique de quelques fièvres traumatiques*. Th. Paris, 1876.

ROUQUÈS. *Substances thermogènes, extraites des tissus animaux sains*. Th. Paris, 1893.

CHAPITRE IV

Marche. Complications.

Les épanchements que l'on rencontre sur les parties latérales du genou, en dehors de la cavité articulaire revêtent une marche spéciale, suivant qu'on les considère à une période plus ou moins avancée de leur évolution.

Au début, l'épanchement se fait en général très rapidement ; en quelques heures il a souvent atteint son maximum de développement ; d'autres fois il met pour atteindre son apogée un jour ou deux ; mais d'une façon générale, on peut considérer que la tuméfaction primitive se fait très rapidement.

Dans une seconde période, qui correspond à la période d'état au point de vue clinique, et à la période d'épanchement bien constituée au point de vue anatomo-pathologique, l'affection semble s'arrêter pendant quelques jours, en attendant que la période terminale de résolution commence à apparaître. Cette résolution se fait peu à peu et pour être complète nécessite une durée de quatre, cinq, six et dix jours, dans les cas de moyenne intensité.

On voit donc que d'une façon générale les trois périodes ont une marche et une physionomie spéciale :

la période d'apparition est brusque, rapide ; les périodes d'épanchement et de résolution sont plus lentes, ce sont elles qui allongent par leur durée parfois excessive la durée totale de l'évolution clinique.

Mais considérée dans son ensemble, l'affection qui nous occupe peut revêtir une marche aiguë, les trois périodes se poursuivant sans interruption, ou au contraire revêtir une marche plus lente, due à l'arrêt de l'un des trois stades que nous venons d'indiquer.

Il est d'autres circonstances dans lesquelles indépendamment de toute complication articulaire ou autre, l'épanchement met un temps très long à se résorber. Il persiste un petit noyau plus ou moins fluctuant, qui, au moindre effort, augmente rapidement de volume, et reconstitue en tout ou en partie les lésions primitives. Ce sont là les cas prolongés, dont la ténacité désespère les malades et arrête le chirurgien, sans qu'il puisse rien leur opposer d'autre que le traitement ordinaire.

C'est dire que la durée est absolument variable et qu'on ne saurait instituer une règle fixe, ni faire rentrer toutes les observations dans une même catégorie. Il faut bien séparer les cas d'épanchement minime bien localisé, siégeant sur un des côtés de l'articulation, ne correspondant à aucune lésion grave, et qui disparaissent en quatre ou cinq jours, des autres cas où l'épanchement est plus étendu, soit d'un seul côté de l'articulation, soit des deux côtés. Ces derniers communiquent en certains cas les uns avec les autres, forment par leur réunion une véritable plaque péri-articulaire, et correspondent à des lésions plus graves, entorse, arrachement ligamenteux. Pour disparaître complètement ils nécessitent un repos complet au lit, pendant une durée qui peut aller jusqu'à un mois ou plus.

Nous n'avons jusqu'ici considéré que les cas simples, où l'épanchement est tout, et où les lésions concomitantes ont une importance si secondaire, qu'elles ne méritent pas d'être signalées. Dans tous ces cas nous avons vu que la guérison était la règle, guérison complète, durable, ne laissant après elle aucune trace d'inflammation, aucun œdème. Cette guérison arrive peu à peu sous l'influence du repos ; elle est aidée beaucoup, comme nous le verrons en étudiant le traitement, par une compression lente, modérée, progressive, parfois par un traitement plus énergique, ponction, voire même incision de la poche en cas d'épanchement sanguin.

Nous n'insisterons d'ailleurs pas en ce moment sur ce point, voulant y revenir plus tard, plus complètement.

Il nous faut signaler maintenant les complications diverses, qui peuvent survenir au cours de la maladie pour en enrayer, en prolonger, ou en aggraver la marche. Elles donnent au tableau symptomatique un caractère spécial pour chacune d'elles, et peuvent par leur importance occuper le premier plan dans l'évolution clinique.

Parmi ces complications, il en est qui sont primitives et que nous allons étudier tout d'abord, nous réservant par la suite de passer en revue les complications secondaires locales ou générales, qui pour arriver plus tard n'en sont pas moins ordinairement les plus graves.

Les complications locales primitives sont celles qui

sont dues à l'exagération des symptômes du début. Parmi elles il faut citer en première ligne, le gonflement exagéré, qui déforme à tel point la région qu'il est absolument impossible de savoir pendant un temps plus ou moins long à quelle lésion on peut avoir à faire. Ce gonflement peut envahir tout le pourtour de l'articulation, et s'étendre au loin, s'accompagnant d'œdème de la jambe et du pied, et de troubles dans la nutrition générale du membre. Il ne peut par lui-même, croyons-nous, augmenter les douleurs du malade, et quand ces douleurs sont plus vives, c'est qu'elles sont dues à une autre lésion.

Les douleurs peuvent par l'exagération de leur caractère, empêcher tout repos, et causer dans la suite des troubles dans l'état général du sujet ; mais cela rentre plutôt dans les complications secondaires.

Il n'en est pas de même des fractures ou entorses qui peuvent se rencontrer au début de l'affection, et qui d'ailleurs ont obéi à la même cause. Dans les entorses du genou les déchirures ligamenteuses, nous l'avons vu, peuvent être plus ou moins étendues, suivant que l'effort qui leur a donné naissance, a été lui-même plus ou moins accentué, et surtout suivant qu'il a agi avec plus ou moins de brusquerie. Nous avons vu le résultat des expériences graduées instituées par Noulis, nous ne voulons retenir ici qu'une chose, c'est qu'il existe alors des mouvements de latéralité de l'article, comme Bonnet depuis longtemps l'avait déjà établi (1).

(1) Bonnet. *Op. cit.*

Les mouvements de rotation de la jambe sur la cuisse sont plus douloureux ; mais ils persistent ordinairement.

S'il n'y a pas de rupture ligamenteuse proprement dite, ce sont les ligaments qui arrachent la surface d'os sur laquelle ils sont implantés, et Noulis a pu constater que « quand le ligament latéral externe résiste, c'est que la tête du péroné a cédé ».

Il est évident que ces complications augmentent de beaucoup les troubles fonctionnels, et que la réparation et la récupération complète des mouvements sera bien plus longue à obtenir.

Nous ne voulons pas parler des fractures étendues ou graves, des luxations à proprement parler ; car alors l'épanchement passe au second plan, et n'apparaît plus comme type clinique, mais comme complication symptomatique plus ou moins sérieuse d'une grosse lésion.

Deux complications primitives nous restent ; nous les avons gardées parce qu'elles sont les plus graves et qu'à cause de leur fréquence même, elles ont empêché jusqu'ici d'étudier séparément les épanchements périarticulaires ; nous avons nommé l'hydarthrose et l'hémarthrose.

Il est bien évident que, comme le dit Spillmann, la rupture d'un ligament n'implique pas nécessairement là déchirure de la synoviale et par conséquent la production d'un épanchement articulaire. Nous trouvons dans Noulis (1) une autopsie « dans laquelle le ligament laté-

(1) NOULIS. *Op. cit.*

ral externe étant arraché avec quelques parcelles osseuses, il existait un épanchement de sang considérable dans les interstices musculaires, alors que la cavité articulaire était absolument intacte ». Mais cependant, il faut bien le dire, une lésion grave d'un ligament, surtout du ligament latéral interne, qui affecte des rapports immédiats avec la synoviale, coexiste presque toujours avec une hémarthrose (obs. XVII, XIX, XXIV).

L'épanchement de sang se produit immédiatement après l'accident, il soulève la rotule et si l'on cherche la crépitation sanguine, il est facile de l'obtenir au début. La peau conserve sa couleur normale, ou bien elle prend une teinte ecchymotique, qu'on différencie assez facilement des traces de la contusion que peut porter la région.

S'il s'agit d'une hydarthrose, l'épanchement se fait moins vite ; on ne perçoit pas, au début, de crépitation, et la peau conserve toujours son aspect ordinaire. Toujours les mouvements articulaires sont gênés ; le membre se met dans la demi-flexion, et l'on ne peut, par des mouvements communiqués, même en employant la plus grande douceur, fléchir le genou. La douleur augmente d'intensité en un point fixe que Gosselin a appris à placer (1) « à la partie interne de l'articulation, au niveau du point où la synoviale déborde l'interligne articulaire ».

Que l'épanchement intra-articulaire soit formé par du sang, de la sérosité, ou par un mélange de ces deux

______

(1) Gosselin. In thèse Thévenot. *Op cit.*

liquides, toujours c'est une complication sérieuse qui porte un pronostic spécial par elle-même, qui dénature la marche et la nature de l'affection qui nous occupe, et qu'il est bon de reconnaître au plus tôt pour pouvoir prévenir le malade des nouveaux inconvénients auxquels il est exposé, soit pour le moment présent, soit pour un avenir plus ou moins éloigné.

Les complications secondaires, qui viennent changer à nouveau le type clinique que nous avons établi, sont de deux sortes ; elles peuvent survenir localement, ou atteindre l'état général.

Peu de choses à dire des complications locales ; ce sont des complications d'infection. Très fréquentes, pour ne pas dire la règle dans l'ancienne chirurgie, elles sont à peine signalées dans les observations nouvelles ; nous en avons cependant trouvé quelques traces dans la chirurgie d'armée. Et cela se comprend bien ; l'infection débute localement ; car il est très rare qu'elle tienne au réveil d'une affection précédente. Or cette infection locale est le plus souvent causée par une légère excoriation qui passait autrefois inaperçue par suite de l'ignorance de sa gravité possible, et aujourd'hui à cause du manque de soin inévitable que les soldats se trouvent avoir à souffrir en campagne. Nous ne parlerons donc que pour mémoire des abcès, dont le traitement est sans doute particulier, mais dont l'intérêt, au point de vue général, est peu considérable.

Les complications secondaires d'ordre général sont plus intéressantes ; elles tiennent au malade lui-même et non plus au traumatisme et aux conditions étiologiques qui ont présidé à la formation de l'épanchement. Un ouvrier, grand buveur, qui s'alcoolise régulièrement tous les jours, qui tous les jours prend la dose d'alcool destinée à intoxiquer son foie, et à empêcher l'éclosion de crise aiguë, se trouve-t-il brusquement condamné au repos fonctionnel aussi bien qu'au repos gastrique, le delirium tremens peut apparaître ; il suffit d'en prévoir la possibilité pour en empêcher l'apparition.

Il n'en est pas de même des complications pulmonaires ; celles-ci tiennent plus ordinairement à l'âge du sujet, plutôt qu'à l'état de ses poumons. Le repos au lit est néfaste chez un homme âgé, la congestion hypostatique est le grand écueil auquel on se heurte dans la pratique journalière. Cette complication peut nécessiter le lever du malade ; ce qui n'est pas fait pour permettre à ses lésions traumatiques de rétrocéder. Il s'en suit souvent une prolongation des symptômes sur lesquels nous ne reviendrons plus, car nous en avons déjà parlé au chapitre de la marche.

Quant aux récidives, elles sont fréquentes également et tiennent à la gêne qui résulte d'une première atteinte, gêne qui met le malade dans une prédisposition fonctionnelle spéciale, sur laquelle il est bon d'être fixé.

CHAPITRE V

Diagnostic.

Le diagnostic des épanchements péri-articulaires au niveau de l'articulation du genou est important à plusieurs points de vue. Nous verrons en effet que de lui dépend exclusivement le pronostic.

Plusieurs points sont à considérer; tout d'abord, il faut savoir si l'on se trouve en présence d'un épanchement extra-articulaire, et ensuite il faut se demander quelle est la nature du liquide épanché.

Au début des accidents, alors que les lésions sont encore peu prononcées, il est difficile de dire au juste en présence de quelle affection on va se trouver. Ce n'est donc pas au début que l'on pourra établir un diagnostic précis; on ne sait en effet à ce moment si avec les épanchements extra-articulaires, n'existeront pas des épanchements à l'intérieur de l'articulation, et, d'autre part, il est difficile de savoir, alors que les tissus sont fortement tuméfiés, quelle a été la cause de l'épanchement, de reconnaître une fracture plus ou moins étendue par exemple.

Une fois les accidents du début apaisés, c'est par l'examen complet de la région que l'on pourra différencier les lésions qui nous occupent, de celles qui peuvent jusqu'à un certain point amener un ensemble symptomatique analogue.

A. — Tout d'abord il faut se demander si l'on n'est pas en présence *d'un épanchement intra-articulaire*. Cet épanchement intra-articulaire peut être dû à une arthrite fongueuse, ou être constitué par l'hydarthrose ou l'hémarthrose type.

L'arthrite fongueuse, qui semble parfois reconnaître pour cause déterminante un traumatisme, ne se développe jamais aussi rapidement que les épanchements dont nous parlons. Il faudrait admettre que le malade avait auparavant des lésions méconnues au niveau de l'articulation du genou ; le traumatisme déterminerait une néo-production de liquide dans l'articulation, et ce n'est que plus tard, vu la marche des lésions, qu'on pourrait penser à une affection de nature bacillaire.

Il nous faut étudier avec plus de soin les caractères distinctifs de l'hydarthrose, de l'hémarthrose. Dans l'hydarthrose, les saillies osseuses et musculaires disparaissent sur tout le pourtour de l'articulation, et même si l'épanchement est considérable, on observe des reliefs qui ne devraient point exister, reliefs formés par la saillie des prolongements synoviaux et des culs-de-sac soustricipitaux particulièrement. La fluctuation est facile à percevoir, comme dans les autres cas ; mais elle ne revêt pas absolument le même type ; c'est ainsi qu'on peut se renvoyer le liquide d'un côté à l'autre de l'article. Il est un autre signe sur lequel nous voulons insister ; c'est celui qui est fourni par le déplacement de la rotule. Nous avons vu au chapitre de la symptomatologie que l'épan-

chement extra-articulaire se trouve sur un côté ou sur
les deux côtés de cet os, qu'il peut même le déjeter du
côté opposé. A ce propos nous citerons ici un passage
d'une observation d'épanchement péri-articulaire due à
M. Duplay (1) :

.... « En étudiant avec soin la forme et le siège
de cette tuméfaction, on peut reconnaître *qu'elle occupe
surtout le côté interne de l'articulation*. Partant du condyle interne du tibia qu'elle recouvre, on la voit remon-
ter sur la face interne du fémur dans une hauteur de 4 à
5 centimètres, et se porter obliquement de dedans en
dehors de manière à recouvrir l'insertion du triceps au
bord supérieur de la rotule, simulant ainsi le relief des
culs-de-sac sous-tricipitaux, distendus par un épanchement intra-articulaire. La rotule *n'est pas recouverte* par
cette tuméfaction, *elle n'est pas projetée en avant ; mais
déjetée en dehors*, et quelque soin qu'on mette à recher-
cher le choc rotulien sur les condyles fémoraux, *on ne
peut le percevoir*. La face externe de l'articulation est
intacte ; le creux poplité parfaitement sain. »

Dans l'hydarthrose, au contraire, tous les symptômes
qu'on ne peut percevoir ici, existent au maximum ; la
rotule *semble projetée en avant* à la simple inspection,
et si, après avoir, à l'aide des deux mains, ramassé le
liquide vers le milieu de l'articulation, on imprime à cet
os avec l'index un brusque mouvement en arrière, il vient
frapper les condyles du fémur.

L'hydarthrose, d'autre part, s'accompagne de gêne

______

(1) Duplay. *Archives de médecine*, 1876, t. II, p. 91.

dans les mouvements, contrairement à ce que disent la plupart des auteurs, et nous avons vu que dans les cas d'épanchement considérable le genou est en demi-flexion. Nous dirons enfin que quand l'épanchement articulaire est considérable, il y a des mouvements de latéralité de l'article : ce qu'on ne retrouve jamais dans les cas d'épanchement extra-articulaire, sauf s'ils sont accompagnés de complications. Nous pouvons résumer tous ces symptômes dans le tableau suivant :

HYDARTHROSE	ÉPANCHEMENT PÉRI-ARTICULAIRE
Tuméfaction uniforme du genou.	Unilatéral le plus souvent.
Soulèvement du triceps.	N'existe pas.
Soulèvement de la rotule.	Rotule déviée parfois ; mais jamais soulevée.
Choc rotulien.	N'existe pas.
Sensation de gêne, de tension plutôt que de douleur.	Quelquefois point douloureux et fixe en un point limité. Souvent douleur spontanée et à la pression.
Fluctuation d'un côté à l'autre de l'articulation ; le flot passe sous la rotule et la soulève.	Fluctuation ; mais le flot ne passe pas sous la rotule ; il la contourne si l'épanchement encadre cet os.
Jambe demi-fléchie.	Jambe étendue.
Mouvements de latéralité, quand l'épanchement a été abondant et a persisté pendant longtemps.	Pas de mouvements de latéralité, malgré la longue durée de l'affection.

Si, au lieu d'une hydarthrose on avait affaire à une hémarthrose, les symptômes physiques seraient en grande partie les mêmes : ainsi on peut trouver dans les deux cas, au début, la crépitation sanguine résultant de l'écrasement des parties fibrineuses du sang sous la pression des doigts ; mais dans l'épanchement extra-articulaire cette crépitation s'observe surtout à la base de la bosse sanguine, qui est plus fluide au sommet et dans l'hémarthrose ; on peut la trouver partout. D'autre part l'ecchymose, qui existe dans les deux cas, n'a pas cependant les mêmes caractères ni la même intensité. Dans l'épanchement extra-articulaire elle est d'emblée intense ; dans l'hémarthrose elle est inconstante et, en tous cas, n'arrive que bien plus tard.

Voilà donc les différents épanchement intra-articulaires passés en revue et nettement différenciés ; nous devons ajouter néanmoins pour terminer qu'il est des cas où le diagnostic ne peut se faire, c'est-à-dire des cas dans lesquels on trouve réunis les symptômes des deux affections ; c'est qu'il y a à la fois épanchement au dedans et au dehors de l'article.

B. — Quand on est sûr que l'épanchement est extra-articulaire, avant de savoir de quoi il est formé, il faut encore le différencier d'autres épanchements qui ne rentrent pas dans notre sujet. Nous voulons parler des hygromas et des kystes. Cela est d'ailleurs facile et nous n'insisterons pas ; c'est par le siège en avant de la rotule, sous le tendon rotulien ou à la partie postérieure de l'articulation qu'on pourra les distinguer, c'est aussi par leur marche et les caractères de leur réductibilité. Il faudra se souvenir cependant que le trajet, qui réunit un kyste et la synoviale, peut être taillé de telle façon que

le liquide revient difficilement de la poche extra-articulaire dans la synoviale. C'est alors que le diagnostic est
très difficile, d'autant que l'existence de la communication est le seul symptôme important à examiner, car de
son existence ou de son absence dépend la conduite du
chirurgien.

C. — En présence d'un épanchement extra-articulaire, il faut savoir ce qu'il contient : si c'est du sang, de
la sérosité, de l'huile, du pus.

Si c'est du sang, la tumeur est apparue immédiatement après l'accident ; elle a d'abord été molle, absolument liquide, fluctuante, mais toujours elle a été
tendue. Autour d'elle on a eu la sensation de l'existence
d'empâtement, de matières de consistance mollasse et
mal déterminée. Un peu plus tard, quelques heures, ou
plus ordinairement une ou deux après, la tuméfaction
est devenue dure, la fluctuation a disparu avec la coagu-
lation de la fibrine, et, si l'on écrase la tumeur on
perçoit une sensation de crépitation particulière. A la
base, on constate l'existence d'une sorte de bourrelet
mal limité ; au sommet la mollesse est très nette. La
formation de cet hématome peut d'ailleurs être moins
régulière, et Malgaigne rapporte une observation, citée
dans le Dictionnaire encyclopédique des sciences médicales (art. Genou), où « du sang s'étant épanché entre le
« fémur et la synoviale, les caillots se formèrent avec
« une telle intensité, et une telle irrégularité, que l'on
« put croire un instant à une fracture du fémur ».

Si l'épanchement est formé d'un liquide non hémorrhagique, sérosité ou huile, il se montre après un temps

plus ou moins long, il se forme peu à peu, et ne s'accompagne jamais d'ecchymose ; la peau qui le recouvre est normale, ou présente simplement les traces d'une contusion plus ou moins intense. La tumeur est liquide, molle, fluctuante, et son contenu peut se déplacer dans les différents changements d'attitude du membre. Il n'y a pas de bourrelet, mais si l'on aplatit la tumeur au centre, comme le liquide ne remplit pas complètement la poche, il se forme un relief excentrique dessinant les limites de la cavité ; parfois il existe une sorte de tremblottement à la surface de l'épanchement.

Nous pouvons résumer ces symptômes différentiels dans le tableau suivant :

ÉPANCHEMENT HÉMORRHAGIQUE	ÉPANCHEMENT NON HÉMORRHAGIQUE
Apparition de la tumeur aussitôt après l'accident.	Apparition après un temps plus ou moins long.
Apparition brusque.	Apparition petit à petit ou d'emblée seulement quelques jours après.
Tumeur d'abord molle puis dure.	Tumeur toujours molle, fluctuante, tremblottante parfois.
Le contenu ne se déplace pas.	Le contenu peut se déplacer dans les changements d'attitude.
La tuméfaction est arrondie, tendue, bien remplie.	La tuméfaction est souvent déprimée au centre et remplie incomplètement.
Sensation d'empâtement périphérique.	N'existe pas.
Crépitation sanguine.	N'existe pas.
Bourrelet.	N'existe pas.

| Ecchymose. | N'existe pas. |
| Douleur modérée ou nulle, pouvant apparaître cependant par la pression et les mouvements. | Douleur assez vive et diminuant rapidement. |

Quant à savoir si l'épanchement extra-articulaire non hémorrhagique est séreux ou huileux, il est impossible de le dire sans pratiquer une ponction (obs. XVI).

C'est d'ailleurs là le seul moyen d'arriver au diagnostic précis du contenu de la poche dans les cas douteux, et ce moyen est inoffensif, s'il est employé avec les précautions d'aseptie et d'antiseptie rigoureuses qu'on ne doit jamais négliger maintenant. Une bonne précaution, qu'on ne saurait trop rappeler, consiste dans la ponction de l'épanchement au point déclive, et avec un trocart de calibre assez considérable ; car si l'on se trouvait en présence d'un épanchement sanguin, la ponction avec une aiguille fine ne donnerait aucun résultat.

Nous ne ferons que mentionner ici, pour mémoire, le contenu purulent de certaines collections extra-articulaires post-traumatiques, jamais cela n'existe d'emblée, c'est toujours causé par une infection soit locale, soit générale ; il y a autour de l'épanchement des symptômes d'inflammation (obs. VII, X, XII, XII, XIII).

D. — Il est plus intéressant de rappeler qu'on ne doit jamais quitter son malade sans avoir recherché toutes les complications immédiates, qui peuvent accompagner son épanchement, complications de plaies, de fissures, de fractures osseuses plus ou moins étendues, qui, au point de vue pronostic, ont une importance capitale.

Le pronostic varie en effet suivant l'étendue des lésions, la cause qui leur a donné naissance et les complications immédiates et consécutives qui peuvent survenir.

Ordinairement bénin, dans les cas simples d'épanchement séreux, bien limité, on comprend qu'il est bien plus réservé dans les cas d'épanchement sanguin assez vaste, surtout s'il existe une lésion cutanée à ce niveau, et que les précautions de propreté nécessaires n'aient pas pu être prises dès le début aussi complètement qu'il aurait été nécessaire.

CHAPITRE VI

Traitement.

Le traitement des épanchements extra articulaires
doit obéir à plusieurs objectifs que nous pouvons classer
sous les titres suivants :

A. — Favoriser la disparition du liquide.

B. — Faire adhérer les parois de la poche.

C. — Empêcher l'infection.

D. — Rendre au membre l'étendue et la facilité de
ses mouvements.

A. — Avant de penser à faire disparaître un épanchement, il faut songer à empêcher qu'il ne s'accroisse.
Pour cela, dès qu'un malade se présentera avec les
symptômes que nous avons indiqués précédemment, il
faut dès l'abord le condamner au repos au lit le plus
absolu, la jambe étendue et le genou modérément serré ;
la compression de la région va nous occuper d'ailleurs
dans un instant.

L'épanchement restant sans se développer davan-
tage, quel est le meilleur moyen à employer pour favoriser sa résorption ?

L'*expectation* pure et simple donne souvent de bons
résultats dans les cas ordinaires d'épanchement séreux
peu abondant ; il vaut mieux l'associer à la compres-

sion. S'il s'agit d'un épanchement hématique, les applications localisées de glace pourront rendre de très grands services.

Plus tard, pour favoriser la disparition du liquide, la compression est tout indiquée. Comment doit-elle être faite ?

Certains auteurs, aimant les traitements, restreints en quelque sorte, n'hésitent pas à condamner la compression totale du genou. C'est ainsi que Foy (1) déclare qu' « il n'est pas nécessaire dans le traitement des épan-
« chements traumatiques du genou, de la répartir sur
« toute la circonférence du genou. Il suffit de la localiser
« très nettement au point tuméfié, la compression par-
« tielle pouvant être exercée avec un degré de force
« considérable, sans crainte de troubler la vitalité du
« membre ».

Nous dirons que, d'une façon générale, il nous paraît au moins aussi difficile de faire une compression localisée du genou qu'une compression circulaire fortement ouatée.

Or, comme la compression ouatée ne nécessite nullement ce déploiement de force dont il est parlé, que, d'autre part, si la couche élastique formée par l'ouate est assez épaisse, jamais on n'a à déplorer les troubles de vitalité du membre, ni même de l'œdème, il nous semble inutile de compliquer un traitement pour le vouloir rendre plus simple.

(1) FOY. *Du traitement des épanchements traumatiques du genou par la compression ouatée, localisée et forcée.* Thèse de Paris, 1886, p. 65.

La compression circulaire ouatée et fortement ouatée donne de très bons résultats; elle est très simple à appliquer et ne présente aucun danger : C'est donc à elle qu'on devra avoir recours.

B. — Pour faire adhérer entre elles les parois de la poche, autrement dit pour faire disparaître la cavité qui contenait le liquide, il peut être nécessaire, si l'épanchement est abondant, d'évacuer le contenu ; ici les modes d'intervention sont variables.

- Nous ne ferons que citer ce moyen aveugle, préconisé par les anciens chirurgiens, qui consiste dans l'écrasement de l'épanchement. Que fait-on en agissant ainsi, sinon d'atteindre le but absolument opposé à celui qu'on se propose. Pour faire disparaître une cavité, on l'agrandit ; pour éviter un inconvénient, on l'augmente.

Aujourd'hui que l'antisepsie permet au praticien le plus inexpérimenté et le plus dénué de ressources chirurgicales, de ponctionner, d'inciser, sans aucun danger pour le malade, il est plus rationnel et plus satisfaisant, au point de vue scientifique, aussi bien qu'au point de vue pratique, de chercher à faire disparaître d'emblée toute la collection. La ponction faite avec un fin trocart, en cas d'épanchement séreux, la ponction faite avec un instrument plus volumineux, voire même une incision, s'il s'agit d'un épanchement hématique, permettront d'atteindre ce but.

C. — Pour ce qui est d'empêcher l'infection : s'il a été nécessaire de pratiquer une ponction, de faire une incision, les précautions de la plus minutieuse antisepsie mettront à l'abri de tout accident. Après l'intervention, un pansement aseptique sera appliqué sur la région, et la compression ouatée, qui vient en aide à l'intervention, servira en même temps de protection pour la plaie nouvellement créée.

Nous avons à peine besoin de dire que, s'il existe la moindre érosion, il faut prendre pour elle les mêmes précautions. A ce propos, il est une règle générale, que l'on devrait établir pour tous les cas de contusion directe du genou : jamais la compression ouatée ne devrait être employée qu'après un lavage rigoureux de la région et un pansement placé d'après les règles de l'antisepsie la plus rigoureuse. C'est là le meilleur moyen de mettre le malade à l'abri de l'infection.

D. — Pour rendre au membre sa mobilité, pour permettre à l'articulation de récupérer les mouvements, qu'une trop longue immobilité pourrait entraver, il est nécessaire pendant tout le temps de l'immobilisation et du séjour au lit, de masser et d'électriser les muscles péri-articulaires. Parmi ceux-ci, il faut citer en premier lieu le triceps fémoral, dont l'atrophie est généralement rapide, et dont le rôle dans la marche est trop considérable pour qu'il ne soit pas l'objet de soins particuliers.

OBSERVATIONS

Nous plaçons en tête les deux observations inédites, qui ont été la base de notre travail ; nous les faisons suivre de 27 autres observations, que nous avons empruntées à des ouvrages ou publications divers, et que nous rangeons par ordre chronologique.

OBSERVATION I (inédite).

Due à l'obligeance de M. PASTEAU, interne des hôpitaux.

Marius F..., mégissier, âgé de 23 ans, entre à l'hôpital Cochin, le 4 octobre 1895, salle Boyer, dans le service de M. le Dr Quénu.

Dans les *antécédents héréditaires* et dans les *antécédents personnels*, rien à noter de particulier. Le malade exerce une profession pénible, il est toujours debout ; jamais il n'a eu de rhumatisme ; pas de syphilis, pas de tuberculose.

Cinq jours avant son entrée à l'hôpital, au cours d'une discussion, il reçoit un coup de pied au niveau de la face interne du genou droit. Il est atteint en un point assez limité, situé *au-dessous de l'interligne* articulaire par la pointe du soulier. La douleur est assez violente au début, mais le blessé peut néanmoins continuer à marcher pendant environ une demi-heure ; il doit ensuite prendre une voiture pour rentrer chez lui.

Il constate deux heures après, l'existence d'une tuméfaction au niveau du point contus et se met au lit.

Le lendemain matin, la tuméfaction avait beaucoup augmenté ;

toute la région du genou était augmentée de volume du côté externe comme du côté interne; les mouvements étaient possibles quoique douloureux; un médecin appelé conseille l'entrée dans un hôpital, et le malade se fait conduire en voiture à l'hôpital Cochin; il n'est pas admis faute de place et il rentre chez lui avec un bandage ouaté compressif.

Deux jours après il revient à pied à l'hôpital et il est reçu salle Boyer.

A son entrée, on constate qu'il *existe une tuméfaction localisée à la face interne du genou droit;* cette tuméfaction est molasse, pâteuse, mal limitée; légèrement douloureuse à la pression au niveau de la partie inférieure, elle n'empêche cependant pas les mouvements de flexion du genou, qui peut être amené assez facilement dans la flexion à angle droit. La peau est de couleur normale, mais il existe en outre un peu d'œdème tout autour du genou, néanmoins la rotule n'est pas soulevée.; il n'y a pas de saillie au niveau des culs-de-sac sous-tricipitaux; la recherche du choc rotulien donne un résultat négatif.

Comme il existe quelques excoriations à la face interne du genou, la peau est soigneusement lavée et recouverte d'une lame de gaze salolée. Puis on entoure l'articulation d'une forte couche d'ouate maintenue par plusieurs épaisseurs de toile. Le pied est élevé sur un coussin et le malade est maintenu au repos au lit pendant cinq jours.

Dès le lendemain, toute douleur a complètement disparu, et le cinquième jour, malgré les observations qui lui sont faites, le malade quitte de lui-même l'hôpital, voulant reprendre son travail.

Il ne peut persister longtemps dans son entêtement, car deux jours après il se remet au lit et se soigne lui-même chez lui, par des applications d'iode et une compression ouatée; quatre semaines après seulement, il peut recommencer à travailler.

Pendant une période de trois semaines il travaille à son métier, resté debout toute la journée; mais son genou augmente

de nouveau de volume et redevient douloureux ; il garde de
nouveau le lit et fait un badigeonnage avec de la teinture
d'iode ; badigeonnage très sérieux, qui amène une large vési-
cation, le malade rentre de nouveau à Cochin, salle Gosselin
où il reste quelques jours. Il sort de l'hôpital le 10 décembre
avec un bandage ouaté et reprend son travail qu'il n'a pas quitté
depuis.

Le malade est revu le 25 décembre. Le genou est presque
normal ; la peau est recouverte d'excoriations dues à la vési-
cation iodée ; il existe encore un peu d'empâtement au niveau
de l'extrémité supérieure de la face interne du tibia et un très
léger épanchement intra-articulaire.

OBSERVATION II (inédite).

Due à l'obligeance de M. PASTEAU, interne des hôpitaux.

Jacques T..., âgé de 51 ans, jardinier.

Tousse depuis plusieurs hivers ; a craché du sang l'hiver
dernier et au printemps. Sauf une bronchite il y a quatre ans,
pas d'autre maladie à signaler dans ses antécédents.

Maladie actuelle. — Le 30 octobre dernier, en descendant un
talus dans un jardin, il glisse et est projeté contre le mur ; il
tombe sur le côté gauche, et la face externe du genou gauche
porte contre une pierre. Il ressent une vive douleur dans le
côté gauche de la poitrine et au niveau du genou ; il rentre
cependant chez lui à pied. Il se met au lit et constate que son
genou est fortement tuméfié à sa face externe.

Ce n'est que sept jours plus tard, le 7 novembre, qu'il vient
à l'hôpital Cochin à pied. Il est reçu salle Boyer dans le service
de M. le Dr Quénu.

A son entrée, on constate qu'il existe des fractures multiples
des côtes du côté gauche et une *tuméfaction au niveau du
genou* du même côté.

Cette tuméfaction est assez volumineuse ; elle a son maximum de développement à peu près au *niveau de l'interligne*

articulaire et *s'étend depuis le bord externe de la rotule jusqu'au niveau du tendon du biceps* qu'on sent mal en dehors ;
en hauteur, elle s'étend depuis la face externe de la tubérosité
externe du tibia qu'elle recouvre, jusqu'à mi-hauteur de la face
externe du condyle externe du fémur. La peau est de coloration
légèrement violacée.

La palpation permet de constater une consistance mollasse;
la tuméfaction est mal limitée; il n'y a ni œdème ni crépitation
sanguine. Rien de particulier à la face interne du genou.

L'articulation est intacte ; on ne trouve pas le choc rotulien;
mouvements du genou non douloureux; flexion possible jusqu'à
l'angle droit.

Température 37°,2.

On fait sur le genou une forte compression ouatée ; le pied
est élevé sur un coussin.

Le 14, le bandage ouaté est refait plus rigoureux.

Le 20, le malade se lève et quitte l'hôpital le 23.

A sa sortie, on constate que le genou est revenu à ses pro-
portions normales; il y a un peu d'empâtement au niveau de la
face externe. Les mouvements de l'article sont faciles et non
douloureux.

Le malade reprend son travail : mais le 28 il est pris d'étour-
dissement ; et en voulant s'appuyer contre un banc, il heurte
son genou droit. Il rentre une seconde fois à l'hôpital Cochin,
salle Boyer, le 30 novembre, pour une hémarthrose du genou
droit sur laquelle nous n'insisterons pas ici.

A ce moment, le genou gauche qui avait primitivement été
atteint ne présente rien d'anormal, si ce n'est un peu d'empâtement à la partie supérieure de la face antéro-externe de la
jambe.

OBSERVATION III

Épanchement sanguin à la partie supérieure du genou. Incision. Érisypèle et suppuration consécutifs. Guérison. PELLETAN. *Cliniques chirurgicales*, 1810, t. II.

Un homme, âgé d'environ 30 ans, reçut sur la partie antérieure de la cuisse gauche une enclume du poids de 322 livres. Cette chute lui causa d'abord la plus vive douleur, et lui ôta tout mouvement de la partie blessée. *La partie inférieure de la cuisse et la circonférence de l'articulation du genou se tuméfièrent et devinrent bleuâtres avec engourdissement de toute l'extrémité.* Le repos, la diète et l'application des émollients calmèrent les premiers accidents. La peau devint jaune par l'infiltration du sang dans le tissu cellulaire, l'engorgement diminua par degrés, il n'y eut bientôt plus de douleur et le malade ne gardait le lit que par impossibilité de faire agir les muscles contus ; enfin l'ecchymose disparut totalement sous l'application des plus puissants résolutifs, et la maladie paraissait toucher à son terme. Cependant il restait au côté interne de la cuisse et à sa partie antérieure, dans l'espace de trois travers de doigt au-dessus de la rotule, une rondeur égale dans toute sa surface, ne changeant point la couleur de la peau, et offrant une rénittence pareille dans tous ses points. On croyait y sentir une fluctuation profonde ; mais l'idée d'un reste d'engorgement dans le tissu cellulaire, l'emportait sur celle d'une tumeur humorale.

Quelques jours s'écoulèrent sans que la tumeur diminuât, ni causât la moindre douleur au malade ; il y avait alors quarante jours de l'accident ; la tumeur sembla augmenter du côté interne ; la fluctuation devint plus sensible, quoiqu'encore très équivoque. Je pensai alors que ce pouvait être une tumeur purulente, et que du sang épanché entre les muscles et le périoste en était la matière. Dans la crainte très fondée de la dégénération putride du sang épanché, je fis une ouverture de deux pouces de longueur, par laquelle il sortit à l'instant la quantité de six à huit onces de sang en caillots liquéfiés, mais sans odeur, ni mélange d'aucune autre matière; la compression des parties environnantes en fit sortir une nouvelle quantité. Une bandelette de linge fut introduite dans la plaie, et on appliqua un appareil légèrement compressif.

Un jour fut à peine écoulé que la fièvre s'alluma; la cuisse se couvrit d'un érésypèle, qui bientôt s'étendit sur la jambe, et monta jusqu'à la région de la poitrine. La maladie prit le caractère d'une fièvre humorale, et fut traitée en conséquence. Peu à peu tous les accidents se calmèrent ; les suppurations se tarirent, et l'usage du quinquina purgatif ou simple acheva la guérison, qui ne fut complète que soixante jours après l'ouverture de la tumeur sanguine.

OBSERVATION IV

Contusion du genou droit. Tumeur sanguine extra-articulaire PELLETAN. *Cliniques chirurgicales.*

M..., âgé de 18 ans, garçon teinturier dégraisseur, entre à l'Hôtel-Dieu, avec une violente contusion, au niveau de la *partie interne du genou droit*. L'accident provenait de la percussion de l'extrémité du timon d'une petite voiture à bras. Il y avait une *tumeur sanguine du volume du poing d'un enfant* ; — la peau était bleuâtre au milieu et jaune à la circonférence. La fluctuation était si marquée, et la peau tellement animée, le septième jour, que je me déterminai à pratiquer une incision d'un pouce de longueur. Il en sortit des caillots abondants d'un sang pur et vermeil; je l'évacuai complètement par une pression faite à toute la circonférence. Je rapprochai ensuite exactement les parois du foyer par l'application de la charpie, en laissant libre l'ouverture que j'avais faite. Le recollement s'en fait parfaitement, et le 24 janvier le malade se trouve guéri radicalement, sans que sa santé générale ait été aucunement troublée.

OBSERVATION V

Tumeur hématique du genou consécutive à un coup. VELPEAU. *Dictionnaire en 30 volumes*, 1836. Art. Genou.

Un malade, qui servait de leçon dans le concours pour la chaire de Dupuytren, présentait un exemple curieux de tumeur hématique, développée en dehors des bourses muqueuses.

La tumeur, qui avait son point de départ sur le condyle interne du tibia droit, occupait toute la rainure interne, et la moitié inférieure de la rainure externe du genou, en croisant la face externe du ligament rotulien.

Le mal datait de huit mois, un léger coup en avait été la cause.

On y sentait une fluctuation vague et une crépitation manifeste, qui me fit diagnostiquer un foyer sanguin au lieu d'un abcès qu'avaient diagnostiqué des praticiens expérimentés.

La pression sur un point faisait refluer la matière sur tous les autres, en soulevant la peau, mais sans ébranler ni la rotule, ni son ligament.

Je vidai le dépôt, et il en sortit un demi-litre de liquide couleur chocolat.

Le malade est mort phtisique trois mois après ; les bourses muqueuses étaient intactes, ainsi que l'articulation. *Le kyste qui encadrait en quelque sorte la rotule s'étendait jusqu'à la tubérosité du tibia par en bas, et communiquait de droite à gauche en haut par une branche transversale au devant du tendon du triceps.*

OBSERVATION VI

Épanchement sanguin à la partie supérieure du genou. MARJOLIN. Diagnostic des affections du genou. *Journal de chirurgie*, 1845.

Un aliéné, ayant fait une chute violente, fut amené dans mon service à Bicêtre ; la cuisse, au-dessus du genou gauche, offrait

un gonflement considérable; mais, après mûr examen, je
décidai qu'il n'y avait là qu'une forte contusion, et le malade
fut traité en conséquence. D'autres lésions plus graves entraî-
nèrent la mort au bout de quelques semaines, quand déjà la
cuisse avait à peu près repris son volume naturel. Quel ne fut
pas mon étonnement en palpant cette cuisse, avant d'en faire
l'autopsie, *de trouver, au-dessus du genou, une saillie brusque
de près de 2 centim., dure et résistante, et qui faisait suite,
sans aucune inégalité, à la face antérieure de l'os !* Je ne pou-
vais expliquer cette saillie que par une fracture avec déplacement du fragment inférieur en arrière; mais comment avais-je
pu la méconnaître pendant la vie? La dissection éclaircit toutes
choses; immédiatement au-dessus de la capsule un épanchement sanguin s'était fait *dans le tissu cellulaire situé entre l'os
et le tendon du triceps.* Cet épanchement, devenu concret et
dur, allait en mourant vers le haut, de telle sorte qu'à travers
les téguments rien ne le distinguait de l'os même; tandis qu'en
bas la capsule l'interrompait brusquement, et de là la saillie
qui m'avait donné tant de souci. Le fémur était d'ailleurs dans
une complète intégrité.

OBSERVATION VII

*Abcès sous-rotulien consécutif à une contusion. Extension à l'articulation.
Amputation.* LAFAURE. Thèse de Paris, 1846.

Alfred G..., 17 ans, briquetier, aspect d'une bonne santé sans
avoir une très forte constitution. Le 1er février 1845, il *tomba
en traînant une brouette et ressentit une forte douleur au-
dessous du genou gauche.* Il ne put continuer à travailler,
souffrit beaucoup les jours suivants et entra le 8 février, salle
Sainte-Marthe, n° 17.

La douleur était vive, et, de temps en temps, lancinante; il y
avait *du gonflement en avant du tibia, à 1 décim. au-dessous
de la rotule.* Les mouvements du genou se faisaient sans douleur. La santé et l'appétit restaient bons. *La tuméfaction
augmenta.*

Le 10. M. Roux *fit une incision de 4 centim. et donna issue à trois ou quatre cuillerées de pus épais sans aucun mélange de sang;* le tibia était à nu au fond de l'incision.

D'autres *foyers* furent ouverts au-dessous et sur les côtés de l'articulation.

Le 20, *celle-ci était douloureuse, remplie de liquide, et un* abcès, ouvert le 24, au niveau du condyle externe, *pénétra directement dans son intérieur. Un petit foyer isolé fut ouvert au tiers inférieur de la cuisse.*

En pressant en arrière du mollet, on faisait venir du pus par toutes les ouvertures à la fois, et l'on remarquait de nombreux pertuis dans les parois de la première ouverture, dont l'aspect était lardacé. Un vaste décollement avait nécessité la prolongation de cette incision plus bas. Le malade était très faible, la peau chaude et humide, soif ardente.

7 mars. M. Roux pratiqua l'amputation de la cuisse, seule ressource désormais. La section de la peau ne put être faite que vers le milieu de la cuisse, à cause de l'incision qui avait été faite immédiatement au-dessous. A la longue, la santé et les forces reparurent, et, le 29 juillet, il sortit marchant avec des béquilles.

OBSERVATION VIII

Épanchement sanguin du genou consécutif à une chute sur une pièce de bois.
THUILLIER, Thèse de Paris, 1856.

Le 25 novembre 1854, hôpital de la Charité, salle Sainte-Catherine, n° 20, service de M. le professeur Velpeau, est entrée la nommée X...

Cette femme est tombée de sa hauteur et dans sa chute sur le genou droit a porté contre une grosse pièce de bois. La malade a beaucoup de peine à se relever et n'a pu marcher après l'accident; transportée à l'hôpital, on constate d'abord qu'il n'y a aucune fracture. *Une large ecchymose fait soupçonner la présence d'un grand épanchement, par le toucher on trouve de la fluctuation et de la crépitation sanguine. Rien* dans l'articulation. Des compresses d'eau blanche sont appliquées, et un bandage roulé exerce une compression exacte. Le bandage est retiré au bout de six jours, l'infiltration sanguine est moins étendue, on applique de nouveau un bandage roulé compressif.

Au bout de quelques jours, M. Velpeau, ayant examiné le membre, et voyant que la bosse sanguine ne se résolvait pas, voulut infiltrer le sang dans les parties voisines, se proposant de disséminer le liquide dans le tissu cellulaire environnant et de transformer l'épanchement en une simple ecchymose.

Pressant sur un côté de la tumeur avec la paume de la main, et appuyant fortement le pouce sur l'autre côté, le chirurgien la fait disparaître complètement. Le bandage compressif fut réappliqué et au bout de trois jours la malade fut guérie. Il reste simplement une sorte de noyau induré à la place de la bosse sanguine.

La malade quitte l'hôpital le 17 décembre 1854.

Observation IX

Entorse du genou avec épanchement cylindroïde au niveau du ligament latéral interne. Ballandommes. Thèse de Paris, 1858.

Le nommé Ernest-Pierre J..., fusilier à la 2e compagnie, 1er bataillon du 96e régiment de ligne, est entré à l'Hôtel-Dieu de Rouen le 24 avril 1857, dans la salle 7, n° 37.

Deux jours auparavant ce militaire, dans une promenade, avait fait un faux pas en s'appuyant sur le bord interne du pied, le membre étant porté dans l'abduction. Il en résulta d'abord une douleur peu vive limitée à la partie interne du genou, et un peu de gêne dans la marche. A son entrée à la salle 6, voici quel était l'état du blessé. *L'articulation offre du gonflement sur ses parties latérales, c'est-à-dire qu'il y a un peu d'épanchement dans la membrane synoviale sans soulèvement de la rotule, pas de teinte ecchymotique.* On peut explorer la partie

malade sans déterminer la moindre douleur, excepté, toutefois,
vers la partie interne du genou, où l'on sent *une espèce de
cordon cylindroïde, non interrompu, très sensible à la palpation. Cet empâtement douloureux suit à peu près le trajet du
ligament latéral interne* de l'articulation fémoro-tibiale, et ce
ligament peut être porté en avant ou en arrière. En agissant
légèrement avec le doigt sur sa partie moyenne, on lui fait
ainsi décrire un léger arc de cercle ; puis on sent une résistance
qui indique que ce ligament n'est pas arraché ou déchiré à
l'endroit de ses insertions.

Le premier jour on prescrit au blessé des lotions avec l'eau
blanche ; repos au lit.

Le lendemain matin, le chef de service ordonne 4 ventouses
et un cataplasme arrosé d'eau de Goulard.

Le 1er mai, l'épanchement est résorbé ; mais on sent toujours
le même cordon, et ce dernier est encore sensible au contact.

Le 11, il n'y a plus aucune tuméfaction ; le malade marche
facilement.

Le 16, il sort parfaitement guéri pour reprendre son service.

OBSERVATION X

Abcès hématique sous-cutané, consécutif à une chute sur le genou. COUVREUR.
Thèse de Paris, 1861.

Le nommé R..., charbonnier, d'un tempérament lymphatique,
est entré le 12 février 1859, à l'Hôtel-Dieu, salle St-Jean.

Ce malade nous raconte qu'il y a deux mois, il a fait une chute
sur le genou gauche ; il a éprouvé immédiatement une douleur
vive qui s'est dissipée peu à peu au bout de plusieurs jours. Il
a repris néanmoins son travail ; mais il éprouvait toujours un
peu de gêne pendant la marche. Le genou alors n'offrait pas de
tuméfaction notable ; mais au bout de quelques jours à la suite
d'une marche forcée, la douleur a augmenté, la tuméfaction
est devenue plus considérable. La douleur et la tuméfaction

augmentèrent ainsi progressivement pendant deux mois ; c'est alors que le malade entra à l'hôpital.

A la visite, on trouve le genou notablement tuméfié ; la palpation fait reconnaître *la présence d'un liquide qui distend les téguments, la fluctuation y est facile à percevoir. La rotule est déplacée, elle est refoulée en bas ; elle est appliquée sur les condyles, preuve manifeste que l'épanchement ne siège pas dans l'articulation ;* le condyle externe du fémur est facile à reconnaître ; mais le condyle *interne et la tubérosité interne du tibia sont masqués par une tumeur volumineuse, fluctuante, qui s'avance en avant, au-dessus de la rotule.* Cette tumeur est peu douloureuse, la peau qui la recouvre n'est ni colorée, ni chaude ; les mouvements de l'articulation sont conservés ; ils sont seulement gênés. Les os ne paraissent pas malades : leur volume n'est pas augmenté.

La bourse muqueuse prérotulienne n'est pas le siège de la collection ; en effet, il n'y a pas de tumeur au-devant de la moitié inférieure de la face antérieure de la rotule.

Le diagnostic porté est : abcès hématique sous-cutané à marche subaiguë.

20 février. On fait une ponction ; il s'échappe d'abord un flot de pus, puis un *liquide roux noirâtre, contenant quelques caillots fibrineux blanchâtres.*

Le chirurgien pratique une contre-ouverture, vide complètement le foyer, et injecte une solution moyenne d'iode.

Le 21. Rien de nouveau, le malade va bien, il s'écoule un liquide purulent et séro-sanguin trouble. Cataplasmes.

Le 14 mars. Le recollement étant à peu près complet et la suppuration à peu près tarie, le malade reçoit son exeat.

OBSERVATION XI

Épanchement de sang à la suite d'une chute sur le genou. Suppuration. COU-
VREUR. Th. citée.

Louis S..., 54 ans, peintre, entré le 4 mai 1858 à l'hôpital de
la Charité, salle Sainte-Vierge, n° 42.

Ce malade ne répond qu'imparfaitement aux questions qu'on
lui adresse ; il ne peut indiquer le jour où lui est survenu l'accident qui l'amène à l'hôpital. On apprend cependant que
quelques jours avant son entrée, il a fait une chute d'environ
deux mètres sur le genou droit ; *cette chute a amené immédiatement une tuméfaction assez notable.*

On constate à la visite *un gonflement assez uniforme occupant le devant de la rotule, qu'il déborde en haut ; il s'étend
à la partie latérale et interne du même os.* Le gonflement
s'avance aussi un peu dans le creux poplité, où il paraît œdé-
mateux. La peau qui recouvre cette tuméfaction est douloureuse à la pression ; elle est chaude, rouge dans toute l'étendue ;
elle offre une couleur violacée à la partie interne de la rotule ;
en la palpant, on sent une fluctuation manifeste ; par points,
on sent une mollesse particulière qui est due probablement à
la présence de caillots.

La tumeur n'est pas facile à limiter ; il existe au pourtour un
certain empâtement ; en ces points la peau présente quelques
traces d'ecchymoses.

La fièvre est intense, le malade a du délire. M. Velpeau ouvre
largement la poche au-devant de la rotule ; il s'écoule d'abord
un léger flot de pus mêlé de quelques stries de sang, puis une
quantité assez abondante (3 verres environ) de liquide rous-
sâtre, couleur chocolat très fluide, mêlé de quelques caillots.
On avait donc affaire à *un vaste abcès hématique du genou.*

Diète. Cataplasmes.

6 mai. Le malade n'a plus de délire, il a peu de fièvre ; le pus
est encore coloré par une assez *grande quantité de sang.*

Les jours suivants, le foyer se déterge, la suppuration est devenue moins abondante, les parois de la poche commencent à se recoller, lorsque le malade, le 15 mai, est pris d'accidents singuliers ; légère paralysie des deux côtés, respiration bruyante, incohérence des idées. Ces symptômes vont s'aggravant, et le malade meurt le 18.

Autopsie. — On trouve une exsudation séro-sanguinolente dans la cavité de l'arachnoïde ; dans [le ventricule moyen, on voit un foyer hémorrhagique du volume environ d'une noix.

La dissection du genou montre un décollement assez étendu de la peau, il existe dans la cavité du pus d'assez bonne nature ; le recollement des parois était déjà commencé. Les os ne sont nullement altérés.

OBSERVATION XII

Contusion grave du genou. Épanchement intra et extra-articulaire. Medical Times and Gazette, London, 1862 (Traduction personnelle).

John T..., 31 ans, ajusteur de gaz, est reçu à la salle Dorriens, le 18 janvier 1862. Comme il descendait de wagon à Stepney, le soir du jour où il est entré, sa jambe droite glissa sur le bord du quai de la gare ; comme le train était en mouvement, le marchepied du wagon qui était derrière entraîna sa jambe, et, lorsque le train s'arrêta, le serra par le genou entre le bord du quai et le marchepied du wagon.

Il resta dix minutes dans cette position, jusqu'à ce qu'au moyen d'un levier, et d'un nombre de bras suffisant, on eût écarté, soulevé le wagon, et délivré la jambe prisonnière. A son entrée, il est froid et tremblant ; le pouls est faible et fréquent ; il est dans un état de souffrance générale par effet du choc traumatique.

A l'examen on ne constate ni fracture, ni blessure ; le pourtour de l'articulation est déjà enflé et très douloureux.

On y applique dix-huit sangsues, auxquelles on joint pendant la nuit, morphine et boissons chaudes.

Le genou est gonflé et douloureux; il est le siège d'un *épan-chement considérable tout à la fois intra et extra-articulaire.*

Le malade passe par toutes les phases d'une vive inflammation; on applique plusieurs sangsues, ainsi que des cataplasmes.

Du pus s'étant formé dans le tissu cellulaire sous-cutané sur le côté droit du genou, on lui donne issue par une large incision précoce.

Le cas évoluait heureusement, la douleur avait fortement diminué, lorsque par l'incision se mit à sourdre un pus d'aspect phagédénique, en même temps qu'une violente douleur et un gonflement considérable envahissaient le genou, s'accompagnant d'une dépression considérable chez le malade.

On le conduisit à la salle d'opération, et sous le chloroforme on toucha fortement la plaie à l'acide nitrique fort.

En quelques jours le foyer se vida, la blessure prit un bon aspect; on appliqua une solution de nitrate d'argent sur la plaie, et l'on enveloppa la jointure par un bon pansement.

A partir de ce moment tout se passa bien, et le malade put sortir le 24 mars, débarrassé de toute douleur et gonflement autour de son genou, et capable de marcher, en s'aidant d'une canne.

OBSERVATION XIII.

Abcès traumatique au côté externe du genou. Incision. ANNE, thèse de Paris, 1863.

M..., 27 ans, homme de peine, entre à l'hôpital Saint-Antoine, le 14 décembre 1861.

Il y a 18 mois environ, il fit une chute, dans laquelle il se fractura la rotule gauche. Il guérit très bien, mais son genou était resté tuméfié. Quelque temps avant son entrée, il tomba plusieurs fois sur le genou affecté; de là des douleurs et *un gonflement plus considérable.*

Le 14 décembre. Examiné par M. Jarjavay. Le genou est très gros, rouge. *La tuméfaction est surtout prononcée au* côté externe du genou, avec *fluctuation très sensible* au niveau de la tête du péroné ; pas d'épanchement dans la synoviale.

Large incision à la face externe du genou : issue d'un pus phlegmoneux. Cataplasmes.

Le 15. Mieux notable ; la douleur s'est calmée par suite de l'évacuation du foyer ; mais le gonflement persiste ; la séreuse est intacte.

Le 20 février. Le malade sort guéri.

OBSERVATION XIV

Tuméfaction à la région externe du genou gauche, consécutivement à un coup. Suppuration. ANNE, thèse citée.

M..., 43 ans, maçon, reçut il y a quinze jours un coup sur le devant du genou gauche et un peu sur le côté externe ; à la suite de cette violence, le malade éprouva des douleurs dans les parties atteintes ; du *gonflement survint*. Il fut forcé d'entrer à l'hôpital.

Aujourd'hui, 20 juin, *tuméfaction et rougeur dans la partie externe du genou, impossibilité de mouvements ; fluctuation profonde.*

M. Jarjavay pratique une très large incision, qui intéresse l'aponévrose sur la partie externe du genou ; en dehors du ligament rotulien dans le point le plus saillant de la tumeur. Cataplasmes.

Le 24, la plaie de la face externe du genou est bien détergée. Le pus s'écoule facilement.

Le 8 juillet, le malade sort complètement guéri.

OBSERVATION XV

Abcès péri-articulaire sous-cutané, consécutif à un coup de bâton. ANNE, thèse citée.

Jean-Jules C..., charretier, 38 ans, est entré à l'hôpital Saint-Antoine, le 31 décembre 1861.

Cet homme reçut il y a quelques jours un coup de bâton sur la *partie externe du genou gauche*. Il ressentit peu de douleur au moment de l'accident : plaie légère produite par le corps contondant qui l'a frappé ; mais à la suite, il éprouva une vive douleur au genou gauche qui se tuméfia considérablement. Forcé de suspendre son travail, il se décida à entrer à l'hôpital.

Aujourd'hui, 1er janvier, le malade est examiné par M. Jarjaray. *Le genou gauche est rouge, gonflé, douloureux, surtout au niveau des condyles.*

3 janvier. *Tension et empâtement à la région externe du genou.* Ponction exploratrice ; issue d'une petite quantité de pus. L'incision est agrandie ; du pus sanguinolent sort en assez grande abondance ; le doigt est promené dans le foyer jusqu'à l'aponévrose, qui est intacte. Cataplasmes.

Le 4. Plus de douleur dans le genou, bien-être, diminution du gonflement.

Le 18. La plaie est cicatrisée, et C... sort parfaitement guéri.

OBSERVATION XVI

Épanchement traumatique d'huile dans le tissu cellulaire. GOSSELIN, clinique publiée dans l'*Union médicale*, 16 septembre 1870.

Au n° 39 de la salle Sainte-Vierge, est couché un jeune malade, sur lequel j'ai pratiqué une petite opération pour le débarrasser d'un *épanchement traumatique, situé au côté externe du genou gauche, dans le tissu cellulaire sous-cutané de cette région.* C'est à la ponction, suivie d'injection iodée, que j'ai eu recours. Voici en quoi a consisté l'opération :

Dans un premier temps, j'ai ponctionné la tumeur avec un trocart à hydrocèle, en employant les précautions que je ne néglige jamais en pareil cas. Un pli étant fait à la peau, je l'ai traversé avec l'instrument, puis j'ai fait décrire à celui-ci un trajet de un centimètre ou un centimètre et demi dans le tissu cellulaire qui environne la poche ; enfin j'ai traversé sa paroi,

manœuvre qui a pour but de déterminer le parallélisme entre
la piqûre des téguments et celle du kyste, et de diminuer ainsi
les chances d'entrée de l'air et de suppuration. Vous avez pu
alors constater l'écoulement d'un liquide que vous n'aviez pu
suffisamment étudier, lorsque, il y a quinze jours environ, je
vidai pour la première fois cette collection avec l'aspirateur
pneumatique de M. Dieulafoy.

Ce n'était, en effet, ni du sang, ni de la sérosité, mais une
espèce d'huile épaisse, presque figée, donnant au palper la sensation particulière que donne ce liquide et, comme lui, laissant
sur le papier des taches transparentes. Quand la poche a été
presque entièrement vide, vous avez pu voir sortir aussi
quelques gouttes de sang; mais, au rebours de ce que l'on
observe généralement, ce sang ne s'est ni uniformément mêlé
à l'humeur citrine qui remplissait le verre, ni rassemblé à sa
partie profonde en une couche homogène; les gouttelettes sont
restées dans un état de division extrême et suspendues dans
le liquide huileux, d'autant plus nombreuses qu'on examinait
des couches plus inférieures, mais toujours parfaitement isolées
et conservant leur forme sphérique. Elles présentaient ainsi
l'aspect d'une véritable émulsion.

Le deuxième temps de l'opération a consisté en un lavage
destiné à entraîner ce qui pouvait rester du liquide pathologique et les caillots, si toutefois il s'en était formé. Ce lavage,
fait en poussant avec une seringue des injections successives
jusqu'à ce que l'eau sorte de la poche parfaitement incolore,
est indispensable pour permettre le contact de la solution iodée
avec tous les points de la paroi.

Enfin, une injection contenant deux parties d'eau pour une de
teinture d'iode additionnée d'iodure de potassium a été poussée
et maintenue deux minutes, après lesquelles on a laissé sortir
une portion de la solution pour la remplacer par une quantité
équivalente d'une solution un peu plus concentrée, et que l'on
a maintenue dans la poche quatre autres minutes.

Tout le liquide ayant alors été évacuée et la canule retirée, la piqûre a été fermée avec un petit carré de toile collodionnée, et l'on a exercé une légère compression médiate sur la région au moyen d'une bande roulée séparée de la peau par une couche de ouate.

Aucun accident ne suivit l'opération; il n'y eut ni douleur ni réaction inflammatoire.

Pour se rendre compte du mode de production de cet épanchement huileux, il faut se reporter aux commémoratifs, et se rappeler la série des accidents qu'a présenté notre malade.

Jeune et vigoureux avant le 13 avril dernier, il n'était affecté d'aucune maladie du genou; renversé par une voiture, il eut, ce jour-là, la partie inférieure de la cuisse gauche violemment pressée entre le sol et la roue; celle-ci passa sur le côté externe du genou, dont la face interne était appuyée par terre. On le transporta à l'hôpital, et dès le lendemain, on observa les trois lésions suivantes :

1° Un épanchement intra-articulaire considérable.

2° Quelques déchirures insignifiantes au niveau du condyle interne du fémur. En ce point existait déjà peut-être une petite escharre, autour de laquelle s'est ensuite développé un petit abcès.

3° Une collection sous-cutanée fluctuante au côté externe du genou. *Cette collection ne communiquait pas avec l'articulation du genou; car elle n'était pas réductible par la pression, et, en comprimant les culs-de-sac de la rotule, on ne la faisait pas paraître plus tendue ou plus saillante.*

De plus elle était survenue d'emblée : on pouvait donc la prendre pour un épanchement sanguin traumatique dans le tissu cellulaire sous-cutané décollé par pression oblique. La nature de cette collection liquide ne nous avait pas arrêté, le jour où, pour la première fois nous avions observé le malade; et en effet le développement si rapide de la tumeur fluctuante semblait exclure toute autre idée que celle d'un épanchement sanguin. La cause traumatique, à la vérité, était de celles qui, le plus souvent, donnent naissance à l'épanchement de sérosité, mais il était probable que la résorption du liquide serait favorisée par le jeune âge du malade, et il était dès lors inutile de porter un diagnostic qu'on ne pourrait directement vérifier dans la suite.

Mais quand il fut bien démontré que, loin de se résorber, l'épanchement augmentait encore, tandis que toutes les lésions environnantes étaient guéries ou en voie de guérison ; quand l'absence de crépitation sanguine indiqua, même après un temps très long, l'absence des caillots, il fallut poser à nouveau la question de nature du liquide, que je voulus juger, il y a quinze jours environ, par la ponction exploratrice. L'aspirateur ne nous rapporta ni sang ni sérosité, mais le liquide huileux que vous connaissez.

Comme cette fois-ci les suites de la ponction furent des plus simples, seulement, au bout de quelques jours, le liquide s'était reproduit. Cette circonstance augmente encore la difficulté que nous trouvons à nous rendre compte de la nature et du développement « de cet épanchement traumatique d'huile ».

C'est, en effet, à une véritable huile que nous avons affaire. Non seulement les caractères physiques sont identiques, mais le liquide, examiné au microscope, présente un nombre considérable de cristaux de margarine. La nature même du liquide permet de rejeter immédiatement l'opinion qui le ferait provenir de la synovie articulaire du genou, dans le cas où l'articulation aurait été ouverte par le traumatisme. Comment pourrions-nous d'ailleurs expliquer, dans ce cas, la reproduction de l'épanchement, l'examen clinique nous ayant démontré l'indépendance de la cavité pathologique et de la cavité articulaire.

On ne peut porter au sujet de ce cas un pronostic certain.

Observation XVII

Entorse du genou, s'accompagnant d'un épanchement intra et extra articulaire.
Hennart, Thèse, Paris, 1874.

Mme X..., blanchisseuse, âgée de 40 ans, n'ayant jamais eu

d'affection articulaire, et douée d'une excellente santé, portait, le 27 décembre 1873, une charge très lourde de linge mouillé, quand, faisant un faux pas sur le sol glissant, elle sentit sa jambe tourner fortement en dehors. Elle perçut, en même temps qu'une douleur très vive et parfaitement limitée au niveau de la partie interne de l'articulation tibio-fémorale, un léger craquement. Elle fut plus d'une demie-heure sans pouvoir continuer son chemin. Au bout de ce temps, elle reprit sa route et travailla le reste de sa journée, ainsi que le lendemain, malgré le gonflement survenu la nuit. Une maladie d'yeux qu'elle contracta à ce moment l'obligea à un repos de trois semaines : malgré cela les mouvements étaient toujours douloureux, le genou toujours gonflé, si bien que, les yeux guéris, elle ne put se remettre au travail.

Elle prit conseil d'un médecin, qui lui déclara alors « qu'elle avait de l'eau dans le genou »; il lui fit appliquer des vésicatoires, et de plus lui prescrivit des badigeonnages à la teinture d'iode.

Au bout de quelques temps, n'éprouvant de ce traitement aucune amélioration, elle se décide à entrer l'hôpital; on la reçut dans le service de M. Panas.

Nous lui trouvâmes à son entrée *très peu de liquide dans la jointure, mais un gonflement fort notable à son niveau, causé par une infiltration du tissu péri-articulaire.* La percussion du genou par l'intermédiaire de la jambe et du pied ne provoque pas de douleurs vives au niveau de l'articulation. Les mouvements de flexion et d'extension sont un peu douloureux; la pression de la rotule sur les condyles n'est pas sensible non plus pour la malade. Pas de frottement accusé par les mouvements qu'on développe dans l'articulation; elle est donc en raison de tous ces signes absolument saine. De plus, quand on veut porter la jambe en dehors, et que, partant l'on tend ainsi le ligament latéral interne, la malade pousse un cri de douleur, ainsi que quand on exerce une pression sur le trajet du même ligament.

En raison de ces signes, M. Panas porte le diagnostic *entorse du genou,* s'accompagnant d'un épanchement intra et péri-articulaire.

Traitement : On applique à la malade un appareil plâtré qu'elle garde quinze jours. Au bout de ce temps, la tuméfaction a disparu ; mais elle accuse encore une extrême raideur articulaire et de la douleur à la marche.

20 mars. Elle quitte l'hôpital presque guérie.

Observation XVIII.

Entorse du genou gauche avec épanchement de sang dans le tissu cellulaire sous-cutané. HENNART. Thèse, Paris, 1874.

Marie M..., 32 ans, domestique, entre le 21 février 1874, salle Sainte-Jeanne, à l'hôpital Lariboisière, service de M. Tillaux. Elle portait une malle très lourde entre les bras, lorsque, voulant poser le pied droit sur la première marche d'un escalier, elle fut entraînée par le poids du fardeau en arrière et en dehors. Le membre gauche en cet instant, supporte à lui seul le poids du corps et du fardeau. Le tronc s'inclina du côté gauche ; à ce moment, la malade sentit une vive douleur dans le genou, oscilla et tomba sur le sol. On la transporta à l'hôpital.

On observe, à son arrivée, une *tuméfaction assez notable au niveau de la patte d'oie ; pas de liquide dans l'articulation du genou,* douleur assez vive tout le long du trajet du ligament latéral interne, surtout à son extrémité inférieure. *La tuméfaction de toute la région interne du genou est produite par du sang épanché dans le tissu cellulaire.* A la partie postérieure, on constate *une vive douleur sur la partie latérale interne* du creux poplité, surtout en haut, au *niveau des insertions du jumeau interne.* On peut à peine toucher cette région ; la malade pousse immédiatement un cri. *Il y a aussi de la tuméfaction et de l'empâtement en ce point.* En dehors, l'insertion fémorale du genou externe est douloureuse ; mais beaucoup moins que celle du jumeau interne.

On observe aussi un léger degré de flexion latérale de la jambe sur la cuisse au côté externe de la jointure ; si on exagère cette flexion, la malade manifeste aussitôt sa douleur par un cri.

Lorsqu'on percute le genou par l'intermédiaire du pied et de la jambe, il n'y a pas de douleur vive au niveau de l'articulation, De même, la pression de la rotule sur les condyles fémoraux n'est pas sensible pour la patiente. L'articulation, avons-nous dit, ne renferme pas de liquide, les petits mouvements qu'on y détermine n'occasionnent aucun frottement : elle est donc absolument saine.

En présence de tous ces symptômes, absence de signes de lésion articulaire, délimitation exacte de la douleur au niveau du ligament latéral interne, *M. Tillaux porte le diagnostic d'entorse du genou par flexion latérale externe, avec épanchement de sang dans le tissu cellulaire sous-cutané.*

OBSERVATION XIX.

Déchirure du ligament latéral interne. Epanchement de sang à ce niveau.
NOULIS. Thèse, Paris, 1875.

Le nommé Margny, âgé de 39 ans, cocher, est entré à l'hôpital Beaujon, salle Saint-Guy, lit n° 11, le 11 mars 1875.

Ce malade, en descendant le 10 mars d'un omnibus, eut à peine posé le pied droit sur le sol, que son corps fut rejeté brusquement à droite en entraînant la cuisse en dehors, de manière à former avec la jambe un angle saillant en dedans (et presque droit au dire du malade). Au même moment, il a senti une très forte douleur du côté interne du genou. La douleur et la déviation de la cuisse ont amené la chute du malade sur le côté droit. On l'a relevé et on l'a amené chez lui.

Le 11 mars, il entre à l'hôpital.

On constate alors que la synoviale est remplie de liquide. Son cul-de-sac fait hernie des deux côtés de l'extenseur de la cuisse. *La rotule présente un diamètre transversal plus long que* celui du côté opposé ; elle est intacte et assez fortement déviée du côté externe (probablement par la synoviale remplie de liquide). On observe de l'empâtement et de la crépitation sanguine au niveau du ligament latéral interne. Le malade accuse une douleur très vive à la pression dans toute l'étendue de ce ligament. On peut imprimer à la jambe des mouvements latéraux très prononcés en dehors, qui n'existent pas du côté sain.

Traitement. — On place le membre dans un appareil de Scultet fortement imbibé d'alcool camphré.

Le 13. On place un appareil inamovible silicaté, le membre étant dans l'extension.

Le 14. Exeat. Guéri. Il reste de la raideur articulaire et de la parésie des muscles de la cuisse.

Le 20. On enlève l'appareil ; il n'y a plus de liquide dans l'articulation. Le malade ne souffre pas à la pression. L'articulation est raide. Nouvel appareil silicaté.

OBSERVATION XX

Épanchement de sang, consécutif à la rupture du ligament latéral interne
NOULIS. Thèse citée.

Il s'agit d'un gendarme de 45 ans, qui fit une chute de cheval, le 18 mars 1871. Une douleur immédiate du côté interne du genou l'empêcha de continuer son travail. M. Dally, présent au moment de l'accident, constata un *épanchement de sang,* s'étendant de la patte d'oie à la partie moyenne et interne de la cuisse. Il pensa à une déchirure du ligament latéral interne à son insertion inférieure et fit du massage méthodique et consistant en des pressions régulières, centripètes et mobiles. Ayant revu le malade deux mois après, il apprit qu'il avait été guéri après trois ou quatre jours de repos.

Observation XXI

Épanchement séro-sanguinolent et huileux siégeant à la partie interne du genou gauche, dû au passage d'une roue de voiture sur cette région. CASTEI-GNAU. Thèse Paris, 1875.

Victoire H..., âgée de 21 ans, blanchisseuse, tombe de sa voiture le 24 mai dernier. La roue de la voiture passa *obliquement sur sa jambe gauche, au niveau de l'articulation du genou, et sur sa face interne*, la face externe étant appuyée sur le sol. Il se produisit, au niveau de la partie blessée, un décollement de la peau avec ecchymose et gonflement considérable.

La malade est transportée à son domicile, et ne se décide à entrer à l'hôpital que le 6 juin, en voyant que, après la disparition de l'ecchymose, le gonflement persistait.

Le 7, à la visite, M. le professeur Broca constate *une tumeur sous-cutanée, fluctuante, très bien limitée et siégeant à la partie interne du genou gauche.* L'épanchement ne communiquait pas avec l'articulation du genou. Une ponction faite ce jour même, au moyen d'une grosse épingle, *donna issue à un quart de verre d'un liquide séro-sanguinolent, à la surface duquel flottaient quelques gouttes huileuses.* L'examen microscopique, fait par M. le Dʳ Latteux, y démontre la présence de nombreux cristaux de margarine.

Le 8. Une deuxième ponction est faite et laisse écouler à peu près la même quantité d'un liquide de même nature.

Quelques jours après, l'épanchement a beaucoup diminué et tout fait espérer que la guérison est prochaine, car le liquide ne se reproduit pas.

OBSERVATION XXII

Résumé d'une observation du *Bulletin de la Société anatomique*, 1876, publiée dans la *Revue mensuelle de médecine et de chirurgie*, 1879, par le Dr MOUTARD-MARTIN.

Fevr..., 17 ans, fumiste, entre le 8 janvier dans le service de M. Gosselin (salle Sainte-Vierge, n° 25). Il dit avoir fait une chute de la hauteur du cinquième étage, et être tombé d'abord sur une barre de fer, puis ensuite sur lé sol.

Au moment de son arrivée, nous constatons les symptômes suivants : emphysème occupant tout le côté droit du thorax, remontant jusqu'à l'épaule et descendant jusqu'à l'épine iliaque. Aplatissement de tout le côté correspondant du thorax.

Mobilité anormale du genou gauche, qui est douloureux ; on y trouve les signes *d'une entorse du genou avec rupture du ligament latéral interne*. En outre, on remarque l'existence d'un petit corps allongé, résistant, mobile, allongé transversalement sur une longueur de 2 centim.

Le malade meurt le soir.

AUTOPSIE. — *Genou gauche :* Sous la peau, ecchymose occupant les faces latérales et postérieures et remontant sur la cuisse à quatre travers de doigt au-dessus de la rotule, et descendant sur la jambe, surtout au côté interne, à la partie moyenne du mollet. *Épanchement de sang au côté interne de la rotule.* Rupture du ligament latéral interne, ses fibres sont rompues à des hauteurs différentes à son insertion tibiale. A ce moment, l'articulation est largement ouverte.

Les autres ligaments extérieurs à l'articulation sont intacts ; mais les ligaments croisés sont rompus, ainsi que lé fibro-cartilage inter-articulaire interne.

Obsesvation XXIII

Hydarthrose avec épanchement au niveau de la patte d'oie. FATOME. Thèse
Paris, 1876.

Le 23 février 1895, entre dans le service de M. Duplay, la
nommée Françoise M..., âgée de 38 ans.

Il y a quatre ou cinq jours, elle ressentit dans la journée
des douleurs dans le genou gauche, qui gonfla pendant la nuit.
La malade fatiguait beaucoup, et peut-être avait-elle eu du
froid.

L'articulation est gonflée et très douloureuse ; *de plus la
gaine des tendons de la patte d'oie se dessine sous la peau,
comme si elle était injectée.*

La coloration de la peau est normale.

Immobilisation du membre dans une gouttière. Vingt-six
sangsues.

Le 26. La *douleur et le gonflement ont sensiblement dimi-
nués au niveau de l'articulation au moins ; il semble que
l'affection se localise sur les tendons de la patte d'oie.*

1er mars. Le *gonflement est plus accentué au côté interne de
l'articulation ;* mais les parties molles sont moins doulou-
reuses.

Le 4. Les douleurs sont revenues ; application de 15 sangsues.

Le 5. La malade est beaucoup soulagée ; on la change de
gouttière. Vésicatoire sur le genou, à la partie interne.

Le 12. Douleur, gonflement, tout a disparu, la malade sort
complètement guérie.

Observation XXIV

Entorse du genou gauche avec épanchement de sang intra et extra-articulaire.
LEMOINE (thèse de). Paris, 1880.

André P..., âgé de 36 ans, est entré le 6 septembre 1879 dans
le service de M. le professeur Le Fort.

Hier soir P... est descendu du siège de sa voiture, pendant qu'elle marchait encore un peu ; comme il tenait la barre d'appui la voiture lui a fait faire un mouvement de rotation sur lui-même, sans qu'il s'y attendit, en même temps que la roue venait appuyer très fortement sur la partie externe de son genou.

Il ressentit alors au genou une violente douleur, en même temps, dit-il, qu'un craquement. Il tomba la jambe prise sous lui, se releva, mais ne put s'appuyer sur sa jambe gauche qui ne pouvait absolument plus le porter.

On l'amène à l'hôpital.

A la visite du matin, on constate de la tuméfaction du genou gauche. La circonférence comparée des deux genoux donne 2 centimètres et demi de plus au genou gauche qu'au droit. Il n'y a qu'une légère ecchymose à la partie interne de l'extrémité inférieure de la cuisse. Il *existe un épanchement sanguin péri-articulaire considérable, accompagné de crépitation sanguine.* On trouve en même temps les signes d'un épanchement intra-articulaire.

En explorant toute la surface du genou par la pression du doigt, on trouve une douleur extrêmement vive au niveau de l'insertion ligamenteuse sur le condyle interne du fémur. Ce point est le seul vraiment très douloureux de la partie interne de l'articulation. Si on répète les mêmes explorations sur la partie externe, on trouve un second point douloureux, situé au bord antéro-externe du plateau externe du tibia.

La situation de la jambe est normale.

Traitement. — Immobilisation au moyen d'un appareil plâtré et compression.

8 septembre. Le malade a souffert et n'a pu dormir. La douleur de la partie interne du genou est plus *accusée. L'épanchement périarticulaire est plus abondant.* On continue la compression.

Le 12. On commence le massage qui est d'abord douloureux.

Le 15. Cinquième séance de massage. L'épanchement, qui avait diminué, a augmenté depuis hier. On cesse le massage.

Le 18. Appareil silicaté avec fenêtre au niveau du genou pour faire une compression très énergique. Le malade reste six jours dans l'appareil.

Le 24. On retire l'appareil. Il n'y a plus d'épanchement. On permet au malade de se lever ; mais avec un bandage serré autour du genou. Il éprouve de la douleur à la partie interne du genou, quand il pose le pied à terre et qu'il essaie de se soutenir sur le membre inférieur.

3 novembre. Le malade sort guéri, pour Vincennes.

Observation XXV

Épanchement sanguin au niveau du ligament latéral interne, consécutif à une entorse. LEMOINE. Thèse citée.

P..., garçon maçon, âgé de 29 ans, est couché au lit n° 46 du premier pavillon, service de M. le professeur Lefort.

Il jouait avec ses camarades, lorsque, poussé maladroitement par l'un d'eux, il tourna sur sa jambe droite avec beaucoup de force et tomba.

Il prétend qu'il avait le genou enflé, au moment de l'accident, et qu'il y *avait une saillie assez prononcée en dedans. Aujourd'hui le genou paraît saillir légèrement en dedans, L'articulation est à peine tuméfiée.* Peu de liquide. La pression sur la partie inférieure du condyle interne est douloureuse. La pression sur la tubérosité interne du tibia l'est assez pour faire crier le malade ; tout le long du ligament latéral interne, il existe une douleur assez vive.

On sent à la pression sur cette région *une crépitation produite par des caillots sanguins.* Pas de mouvements de latéralité. L'extension de la jambe sur la cuisse est complète, et les mouvements de flexion, faciles jusqu'à angle droit.

Traitement — Immobilisation, compresses alcoolisées.

Le 28. Application d'un vésicatoire sur la partie interne du genou. Pansement au cérat morphiné.

Le 30. Les douleurs ont presque disparu sur la partie interne du condyle interne et du tibia.

Le 31. Exeat. Guéri.

Observation XXVI

Epanchement extra-articulaire considéré comme un épanchement dans les prolongements latéraux de la synoviale et indépendante de la cavité. Foy. Th. Paris, 1886.

O..., soldat à la 1re compagnie d'ouvriers d'artillerie, fait en travaillant le 24 juin 1886, un faux mouvement et tombe ; il ne peut se relever sans le secours d'un camarade, éprouvant une douleur des plus vives dans le genou droit. Il est transporté immédiatement sur son lit, souffrant beaucoup, il se fait lui-même une application d'alcool camphré. Dans la nuit le genou augmente beaucoup de volume, les douleurs rendent le sommeil impossible.

Le lendemain entrée à l'hôpital.

Le genou est très gros, très douloureux ; les *prolongements latéraux de la synoviale sont seuls distendus par le liquide, le cul-de-sac sous-tricipital ne présente pas trace d'épanchement (sa cavité étant sans doute indépendante de celle de l'article)*. Le choc rotulien est net, les téguments sont sains. Tous les mouvements sont douloureux, en particulier la flexion.

Traitement. — Compression ouatée. Electrisation.

Le malade sort seulement le 12 septembre.

Observation XXVII

Chute. Entorse avec gonflement à la partie interne du genou gauche. Foy. Th. Paris, 1886.

M. G..., adjudant au 4e régiment d'infanterie de ligne, entre à l'hôpital St-Martin, le 21 février 1885 ; il apprend qu'en 1872 ayant glissé dans un escalier, il est tombé sur la jambe gauche tordue en dehors. Peu après, il se fit dans l'articulation un épanchement, pour lequel il fut soigné pendant deux mois, après quoi il fut complètement rétabli.

Le 16 mai 1885, en revenant d'une marche, M. G. fait une chute et tombe sur le pavé, la jambe gauche tournée en dehors tout le poids du corps portant sur elle, un craquement suivi d'une vive douleur se produit à *la partie interne du genou.*

Le lendemain la marche est devenue impossible, l'articulation est grosse, mais *le gonflement est surtout marqué à la face interne du genou.* Au bout de un mois et demi de traitement, l'article avait repris son aspect normal, et n'était pas douloureux ; mais les mouvements de la marche étaient devenus impossibles. On constate en effet une atrophie considérable de la cuisse gauche, particulièrement au niveau du triceps. Après 27 séances d'électrisation il sort guéri le 19 août. Ce qui démontre, *(ajoute l'auteur),* la nécessité qu'il y a à ne pas négliger le traitement consécutif des épanchements traumatiques du genou.

OBSERVATION XXVIII

Chute sur le genou droit. Hydarthrose avec gonflement périarticulaire à la partie externe. FOY. Thèse citée.

Le nommé T..., caporal au 4e de ligne, fait le 4 juin 1885, à la gymnastique, une chute dans laquelle le genou droit heurte violemment le sol, au même instant se produit un craquement et une douleur très vive est ressentie à sa face postérieure.

La marche devenue presque impossible nécessite le transport du blessé à l'infirmerie, où l'on applique un appareil ouaté compressif.

L'épanchement était moyen ; mais *le gonflement péri-articulaire bien marqué surtout à la partie externe de l'article.*

Traitement par compression, puis électrisation ; le malade sort guéri le 1er août.

Observation XXIX

Chute sous un cheval. — Gonflement péri-articulaire avec épanchement intra-articulaire minime. Foy. Thèse citée.

G..., soldat au 1er régiment d'artillerie, le 21 mai 1885, étant à la manœuvre, a la jambe droite prise entre le sol et son cheval qui était tombé. Une douleur intense est ressentie dans le genou et dans toute la jambe, le blessé ne peut se relever seul.

Quelques instants après l'accident, on constate une *large ecchymose sur chacune* des faces interne et externe du genou droit qui ne tarde *pas à devenir très volumineux.*

Le 28 mai entrée à l'hôpital Saint-Martin.

Le genou est très gros, *le gonflement péri-articulaire très marqué alors que le liquide épanché n'est pas considérable.* On applique un appareil ouaté compressif.

Le 6 juin l'appareil est enlevé, le liquide épanché a disparu, malgré cela, l'articulation est toujours très grsose, le gonflement péri-articulaire ayant peu diminué.

Le 25, tout gonflement péri-articulaire a disparu, la jambe a repris son aspect ordinaire ; mais les mouvements sont toujours très douloureux, et les muscles de la cuisse sont atrophiés.

Electrisation. Guérison.

TABLEAU

DATE DE L'OBSERVATION	AUTEUR	AGE DU MALADE	LIEU DE L'ÉPANCHEMENT	CAUSE	CONTENU	LÉSIONS CONCOMITANTES	COMPLICATIONS	TRAITEMENT	LIEU DE PUBLICATION
1810	Pelletan	30 ans.	Partie inférieure de la cuisse et pourtour du genou.	Choc d'une enclume de 223 livres.	Sang.	Ecchymose.	Erésypèle. Suppuration.	Incision.	*Cliniques chirurgical...* 1810.
Id.	Pelletan	18 ans.	Partie interne du genou droit.	Contusion par le timon d'une charrette.	Id.	Id.	»	Id.	Id.
»	Velpeau	»	Tumeur à la région interne et externe du genou et face externe du ligament rotulien.	Coup.	Id.	Phtisie. Autopsie.	Mort.	Ponction.	*Dictionnaire en 30 volu...* 1836, art. Genou.
»	Marjolin	»	Partie supérieure du genou, sous-triceps.	Chute violente.	Id.	Autopsie.	Id.	»	*Journal de Chirurgie,...*
1845	Lafaure	17 ans.	Au-dessous de la rotule.	Chute.	Pus.	Hydarthrose.	Pas.	Incision.	LAFAURE. *Thèse de P...* 1845.
1854	Thuillier	»	Vaste épanchement du genou droit.	Chute sur une pièce de bois.	Sang.	Ecchymose.	»	Ecrasement et compression.	THUILLIER. *Thèse de P...* 1856.
1857	Ballandommes	Soldat.	Cordon cylindroïde au niveau du ligament latéral interne.	Entorse.	?	»	»	Ventouses. Cataplasmes.	BALLANDOMMES. *Thès... Paris,* 1858.
1858	Couvreur	»	Abcès hématique au niveau du condyle interne.	Chute sur le genou.	Sang. Pus.	Autopsie.	Suppuration.	Ponction. Incision.	COUVREUR. *Thèse de P...* 1861.
1858	Couvreur	55 ans	Tuméfaction latérale et interne et antérieure du genou droit.	Chute sur le genou de 2 mètres de haut.	Id. Id.	Id.	Id.	Incision.	Id.
1862	X	31 ans.	Epanchement extra-articulaire.	Compression par le marchepied d'un wagon.	Sang.	Epanchement intra-articulaire.	Id.	Incision. Cautérisation.	*Médical Times* and *Gaz... London,* 1862.
1862	Anne	43 ans.	Tuméfaction à la région externe du genou gauche.	Coup de bâton.	Pus.	»	Id.	Incision.	ANNE. *Thèse de Paris,...*
1861	Anne	28 ans.	Id.	Coup.	Id.	»	Id.	Id.	Id.
1861	Anne	27 ans.	Id.	Chute.	Id.	»	Id.	Id.	Id.
1870	Gosselin	»	Côté externe du genou gauche.	Passage d'une roue de voiture sur le genou.	Huile.	Epanchement intra-articulaire.	»	Ponction et injection iodée.	*Union médicale,* sept. 1...
1874	Hennart	40 ans.	Infiltration péri-articulaire.	Entorse du genou.	?	Un peu de liquide dans la jointure.	Pas.	Appareil plâtré.	HENNART. *Thèse de P...* 1874.

N° D'OBSERVATION	AUTEUR	AGE DU MALADE	LIEU DE L'ÉPANCHEMENT	CAUSE	CONTENU	LÉSIONS CONCOMITANTES	COMPLICATIONS	TRAITEMENT	LIEU DE PUBLICATION
4	Hennart	32 ans.	Région interne du genou au niveau de la patte d'oie.	Entorse du genou.	Sang.	Pas.	Suppuration.	Appareil plâtré.	HENNART. *Thèse de Paris*, 1874.
1	Noulis	45 ans.	Au niveau de la patte d'oie et du ligament latéral interne.	Chute de cheval.	Id.	Entorse.	Id.	Immobilisation.	NOULIS. *Thèse de Paris*, 1875.
5	Noulis	39 ans.	Au niveau du ligament latéral interne.	Chute sur la jambe.	Id.	Entorse. Hydarthrose.	Id.	Immobilisation. Scultet.	Id.
5	Casteigneau	21 ans.	Partie interne du genou gauche.	Passage d'une roue de voiture.	Liquide séro-sanguinolent avec gouttes huileuses à la surface.	Ecchymose.	»	Ponction.	CASTEIGNEAU. *Thèse de Paris*, 1875.
6	Montaud-Martin	19 ans.	Côté interne de la rotule.	Chute d'un 5e étage.	Sang.	Emphysème du thorax	Mort. Autopsie.	»	*Bulletin de la Société anatomique*, 1876.
5	Fatome	38 ans.	Gaine des tendons de la patte d'oie.	Fatigues. Froid.	?	»	»	Sangsues. Vésicatoire.	FATOME. *Thèse de Paris*, 1876.
9	Lemoine	36 ans.	Epanchement péri-articulaire, surtout du côté interne.	Contusion directe avec entorse.	Sang.	Epanchement intra-articulaire.	»	Appareil plâtré et compression.	LEMOINE. *Thèse de Paris*, 1880.
0	Lemoine	29 ans.	Région du ligament latéral interne.	Entorse et chute.	Id.	Un peu de liquide dans l'articulation.	»	Immobilisation. Vésicatoire.	Id.
5	Foy	Soldat.	Partie externe.	Chute.	?	Hydarthrose légère.	»	Compression ouatée et localisée.	FOY. *Thèse de Paris*, 1886.
5	Foy	Id.	Gonflement péri-articulaire.	Chute sous un cheval.	?	Id.	»	Id.	Id.
5	Foy	Id.	Face interne du genou gauche.	Chute dans un escalier.	?	Entorse.	»	Compression.	Id.
8	Foy	Id.	Epanchement extra-articulaire considéré comme épanchement dans les prolongements latéraux de la synoviale.	Chute.	?	Excoriations.	»	Id.	Id.
5	Inédite	28 ans.	Tuméfaction localisée à la face interne du genou droit.	Coup de pied.	Sang.	Ecchymose.	»	Compression ouatée circulaire après pansement antiseptique.	Inédite.
6	Inédite	51 ans.	Tuméfaction s'étendant depuis le bord externe de la rotule jusqu'au niveau du tendon du biceps.	Chute sur une pierre.	Id.	Fractures de côtes.	»	Compression ouatée circulaire.	Inédite.

CONCLUSIONS

I. — Il existe, au niveau du genou, indépendamment
des épanchements intra-articulaires de sang ou de sérosité, indépendamment des hygromas pré-rotuliens, pré-
tibiaux, et sous-tricipitaux, des *épanchements traumatiques, qui se font autour de l'articulation* et siègent soit
dans le tissu cellulaire sous-cutané, soit sous les lames
aponévrotiques, soit dans les bourses tendineuses de la
région.

II. — Ces épanchements sont dus à des causes multiples. Causes directes, traumatisme quelconque : il
s'agit alors d'épanchement de sang ou de sérosité.
Causes indirectes, entorse, arrachement ligamenteux
ou osseux ; ce sont presque toujours des épanchements
sanguins.

III. — Ces épanchements extra-articulaires revêtent
un type clinique spécial. Siégeant ordinairement sur les
parties latérales du genou, d'un seul côté ou des deux
côtés, ils ont une durée variable, et se terminent le plus
souvent par la résolution, laissant après eux peu de gêne
fonctionnelle.

IV. — Pour les différencier des épanchements intra-
articulaires, il faut chercher d'abord l'attitude du

membre, qui reste dans la position rectiligne, et la possibilité de la flexion, qui persiste dans tous les cas. Il n'y a pas de choc rotulien. En cas d'épanchement sanguin, la teinte ecchymotique est très marquée et la crépitation très superficielle. Leur siège pourrait suffire à les distinguer des hygromas et des kystes ; mais leur mode de production, leur marche et les caractères de leur réductibilité aident encore au diagnostic.

Pour reconnaître la nature du contenu, on se basera sur les caractères distinctifs des épanchements de sang, de sérosité ou d'huile, bien connus et bien décrits depuis longtemps déjà. S'il y a du pus, on trouvera autour du genou des symptômes d'inflammation plus ou moins récente.

V. — Le pronostic en est peu grave ; les récidives seules sont à craindre.

VI. — Le traitement par le repos et la compression est ordinairement suffisant ; rarement la ponction sera nécessaire. Quant à l'incision et à l'évacuation de la poche, elle ne devra être appliquée qu'aux épanchements hématiques les plus sérieux.

INDEX BIBLIOGRAPHIQUE

A. Paré. — Edition Malgaigne, vol. II, liv. X.

Pelletan. — Mémoires sur les épanchements de sang. In *Cliniques chirurgicales*, 1810.

Cruveilher. — *De la contusion.* Thèsc de Paris, 1810.

Lamotte. — *Traité de chirurgie*, 1822.

Cloquet. — *Communication à l'Académie royale de médecine*, 1827.

Velpeau. — *De la contusion dans tous les organes.* Thèse de concours, 1833.

Mayolin et **Olivier.** — Art. Contusion, in *Dictionnaire en 30 volumes*, t. VIII. Paris, 1834.

Velpeau. — Art. Genou. *Dictionnaire en 30 volumes*, t. X. Paris, 1836. Recherches sur les cavités closes. *Annales de chirurgie française et étrangère*, t. VII. Paris, 1843.

Lafaure. — *De la contusion des membres.* Thèse de Paris, 1846.

Morel-Lavallée. — Epanchements traumatiques de sérosité. In *Archives générales de médecine*, juin 1853.

Trélat. — Thèse de Paris, 1854.

Thuillier. — *Epanchements sanguins de cause traumatique situés dans le tissu cellulaire.* Thèse de Paris, 1856.

Verneuil, — Epanchements traumatiques de sérosité. In *Bulletin de la Société de chirurgie*, 1857.

Ballandommes. — *De l'entorse.* Thèse de Paris, 1858.

Cloquet. — *Société de chirurgie.* Séance du 9 juin 1858.

Jalabert. — *Epanchements sanguins dans le tissu cellulaire.* Thèse de Paris, 1860.

Couvreur. — *Des abcès hématiques.* Thèse de Paris, 1861.

Morel-Lavallée. — Décollements traumatiques de la peau et des couches sous-jacentes. In *Comptes rendus de l'Académie des Sciences*, 1862.

Morel-Lavallée. — Décollement traumatique de la peau et des couches sous-jacentes. In *Archives générales de médecine*, t. I, 1863. *Medical Times and Gazette London*, 1862, t. I.

Anne. — *Abcès péri-articulaires*. Thèse de Paris, 1863.

Thévenot. — *De l'hémarthrose du genou.* Thèse de Paris, 1866.

Tillaux. — *Bulletin de thérapeutique*. Paris, 1868.

Billroth. — *Éléments de pathologie chirurgicale*. Trad. de l'all. Paris, 1868.

P. Broca. — *Traité des tumeurs*. Paris, 1869.

Laugier. — Art. Contusion. In *Nouveau Dictionnaire de médecine et de chirurgie pratiques*. Paris, 1869.

Peltier. — Etude sur les épanchements traumatiques de sérosité. *Mouvement médical*, 1869.

Gosselin. — *Union médicale*, septembre 1870, et *Clinique chirurgicale de l'hôpital de la Charité*, t. III.

Legouest. — *Traité de chirurgie d'armée.* Paris, 1872.

Panas. — *Dictionnaire de médecine et de chirurgie pratique.* Art. Genou, 1872.

Duplay. — *Archives générales de médecine*, 1872.

Gosselin. — Lettre de M. Duplay. *Archives générales de médecine*. Paris, 1873.

Bouquerot. — *De la périarthrite du genou.* Thèse de Paris, 1873.

Robert. — *Des épanchements primitifs de sérosité par décollement traumatique de la peau et des couches sous-jacentes*. Thèse de Paris, 1873.

Troncin. — *Des épanchements sanguins*. Thèse de Paris, 1873.

Besaucèle. — *Étude sur les épanchements sanguins dans le tissu cellulaire sous-cutané*. Thèse de Paris, 1874.

Ch. Robin. — *Leçon sur les humeurs normale et morbide*. Paris, 1874.

Hennart. — *De l'entorse du genou*. Thèse de Paris, 1874.

Bertel. — *Épanchements traumatiques de sérosité*. Thèse de Montpellier, 1875.

Martellière. — *Bosses séro-sanguines*. Thèse de Paris, 1875.

Casteigneau. — *Épanchements huileux dans les lésions traumatiques*. Thèse de Paris, 1875.

Noulis. — *De l'entorse du genou*. Thèse de Paris, 1875.

Grynfeltt. — *Épanchements traumatiques de sérosité*. Montpellier, 1875.

Guédeney. — *Étiologie et symptomatologie des épanchements articulaires traumatiques*. Thèse de Paris, 1876.

Duplay. — Épanchements traumatiques de sérosité (Leçon clinique du 26 août). *Progrès médical*, 1876.

Moutard-Martin. — *Bulletin de la Société anatomique*, 1876.

Marchand et **Verneuil**. — Art. Contusion, *Dictionnaire encyclopédique des Sciences médicales*, 1877.

Ficatier — *Contribution à l'histoire des traumatismes du genou.* Thèse de Paris, 1878.

Fatome. — *Contribution à l'étude des périarthrites du genou.* Thèse de Paris, 1878.

Segond. — Recherches cliniques et expérimentales sur les épanchements sanguins du genou par entorse. *Progrès médical*, Paris, 1879.

Vieilla Abadie. — *Des épanchements traumatiques sous-cutanés.* Thèse de Paris, 1879.

Rossignol. — *Épanchement traumatique de sérosité.* Thèse de Paris, 1879.

Constant. — *Étude sur les épanchements traumatiques de sang dans le tissu cellulaire et leur traitement.* Thèse de Paris, 1879.

Nicaise. — Épanchements séreux. *Revue mensuelle de médecine et de chirurgie*, 1879.

Rossignol. — *Épanchement traumatique primitif de sérosité.* Thèse de Paris, 1879.

Roustan. — *Montpellier médical*, 1880.

Lemoine. — *De l'entorse du genou*, Thèse de Paris, 1880.

Spillmann. — Art. Genou, *Dictionnaire encyclopédique des Sciences médicales*. Paris, 1881.

Bugean. — *Épanchements traumatiques de sérosité sous-aponévrotiques et profonds.* Thèse de Paris, 1882.

Jagu. — *De l'entorse du genou.* Thèse de Paris, 1885.

Foy. — *Du traitement des épanchements traumatiques du genou par la compression ouatée localisée et forcée.* Thèse de Paris, 1886.

Grinfeltt. — Épanchements traumatiques de sérosité. In *Notes et mémoires de chirurgie clinique*. Paris, 1885.

Chavasse. — Observations d'épanchements séro-sanguins sous-cutanés. In *Archives de médecine et de pharmacie militaire*. Paris, 1887.

Ausset. — Épanchement séro-sanguin traumatique. In *Gazette hebdomadaire des Sciences médicales de Bordeaux*, 1889.

Steinbruck. — Thèse de GREISWALD, 1889.

Wawelet — *Compression pour épanchements.* Thèse de Paris, 1890.

Grivet. — Contribution à l'étude des épanchements traumatiques de sérosité et leur traitement. In *Archives de médecine et de pharmacie militaire.* Paris, 1891.

Matton. — *Étude sur les épanchements traumatiques de sérosité.* Thèse de Paris, 1892.

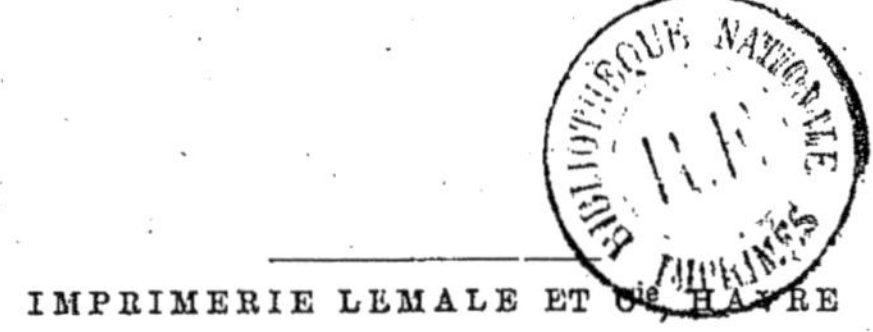

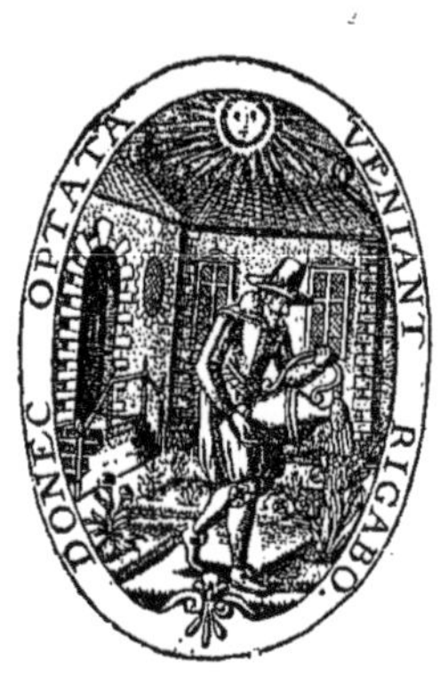

IMPRIMERIE LEMALE ET Cie, HAVRE

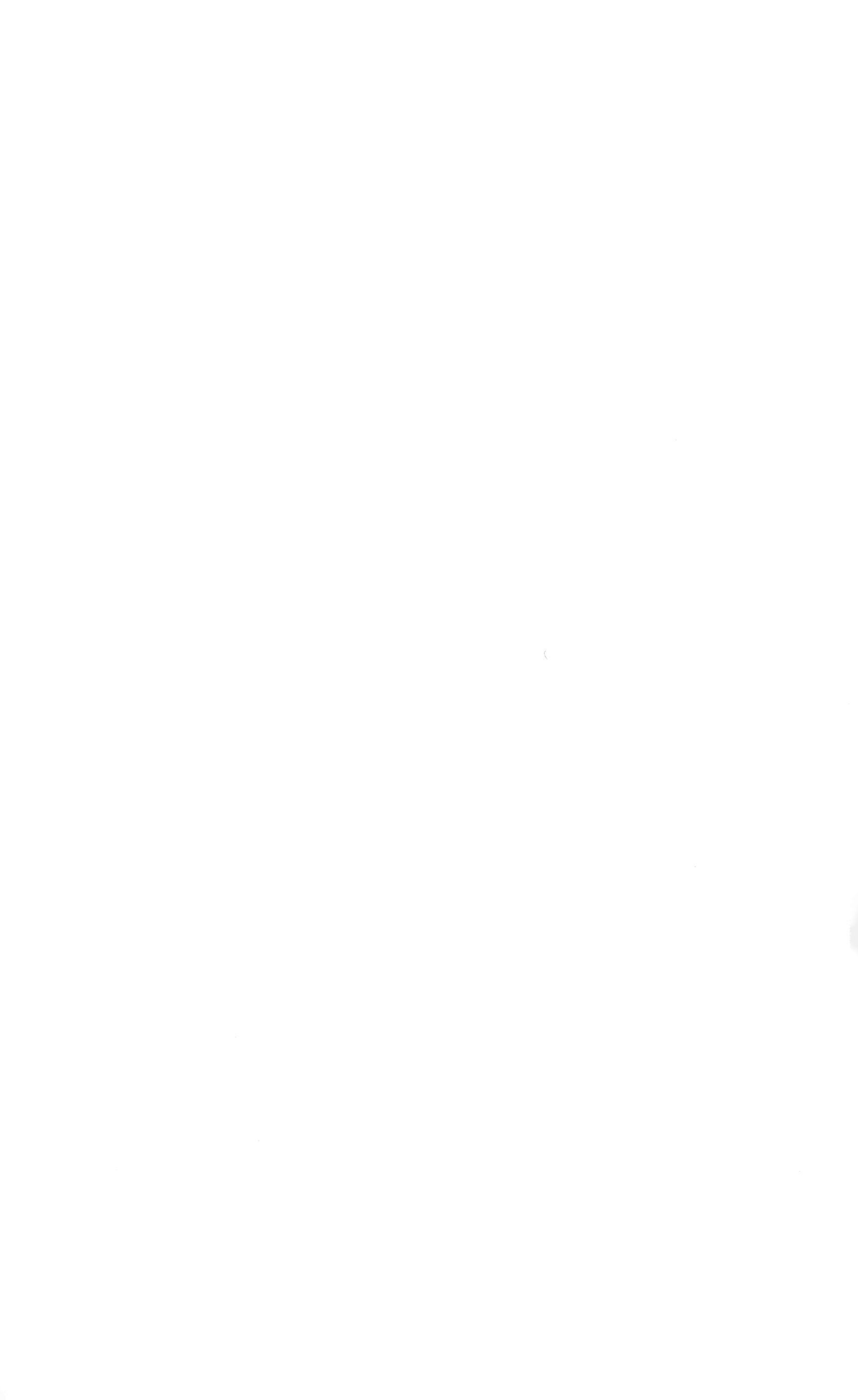